「はたらく」を支える！

職場×依存症・アディクション

編集

樋口 進　国立病院機構 久里浜医療センター 院長
廣 尚典　産業医科大学産業生態科学研究所
　　　　精神保健学研究室 教授

南山堂

編　者

樋口　進	国立病院機構 久里浜医療センター 院長
廣　尚典	産業医科大学産業生態科学研究所 精神保健学研究室 教授

執筆者

廣中直行	株式会社ＬＳＩ メディエンス 薬理研究部 顧問
廣　尚典	産業医科大学産業生態科学研究所 精神保健学研究室 教授
瀧村　剛	国立病院機構 久里浜医療センター 精神科
樋口　進	国立病院機構 久里浜医療センター 院長
後藤　恵	東京医科歯科大学医学部 精神行動医科学分野 非常勤講師
森田展彰	筑波大学医学医療系 准教授
井上彰臣	北里大学 医学部 公衆衛生学単位 講師
猪野亜朗	かすみがうらクリニック 副院長
落合正浩	トータルヘルス研究所 所長
尾﨑米厚	鳥取大学医学部社会医学講座 環境予防医学分野 教授
松下幸生	国立病院機構 久里浜医療センター 副院長
真栄里仁	国立病院機構 久里浜医療センター 教育情報部 部長
杠　岳文	国立病院機構 肥前精神医療センター 院長
遠藤光一	国立病院機構 肥前精神医療センター精神科 医長
岡崎直人	特定営利活動法人 ジャパンマック 代表理事
松本俊彦	国立研究開発法人国立精神・神経医療研究センター精神保健研究所 薬物依存研究部 部長／病院薬物依存症センター センター長
中村正和	公益社団法人 地域医療振興協会ヘルスプロモーション研究センター センター長
片野田耕太	国立研究開発法人国立がん研究センター がん対策情報センター がん統計・総合解析研究部 部長
大和　浩	産業医科大学産業生態科学研究所 健康開発科学研究室 教授
中山秀紀	国立病院機構 久里浜医療センター 精神科 医長
成瀬暢也	埼玉県立精神医療センター 副病院長
湯本洋介	国立病院機構 久里浜医療センター 精神科

（執筆順）

序

　アディクションは，対応が容易でない精神保健上の大きな問題である．当該者本人のみならず，親族や近隣，職場の同僚などに，多方面にわたる悪影響をもたらしもする．本書の制作中にも，アディクションに関連した数多くの社会的問題がマスメディアで報道された．また，他の精神面あるいは身体面の健康障害と併存し，それらの回復に悪影響を及ぼしたり，社会的機能の低下を一層増悪させたりする点も軽視できない．

　職場においても，アディクションは，さまざまな形で，労働者の健康や業務遂行能力を損ねている．労働者の健康，行動上の問題をアディクションという切り口で精査すると，これまでとは違った対策の方向性と具体案がみえてくることも少なくないはずである．

　しかし，これまで産業保健職，衛生管理者，人事労務担当者といった職場関係者を主な読者に想定したアディクションの解説書は，ほとんど発刊されてこなかった．産業保健あるいは産業精神保健関係の学術誌や啓発誌が小特集を組むことはあっても，部分的，単発的なものであり，そのまとまった情報については得ることが困難であったように思われる．

　本書には，アルコールをはじめとしたアディクションの問題に関わる様々な領域の専門家に寄稿いただいた．研究者と実践家のバランスにも配慮した．この領域の全体像を知ることができるとともに，そうした領域からの職場・産業保健に対する期待を込めたメッセージも読み取れるものになったのではないかと考えている．

　なお，アディクションを広義にとれば，ワーカホリックや人間関係における依存なども包含できる．それらもまた，産業保健においては重要な事項である．しかし今回は，紙面のスペースなどの関係で，それらを独立した形で取り扱うのは控えた．

　本書が，産業保健職などの職場関係者にとってはアディクションの問題の重要性・多様性を再認識し今後の取り組みを推進する契機に，また，臨床領域や地域保健，社会福祉などの分野の従事者には産業保健における本主題の関わり方の特徴などに対する理解の一助となり，アディクションへの適切な対応に不可欠な，多方面にわたる連携の進展に寄与できれば幸いである．

　最後になったが，本書の編集にあたって多大なご苦労をおかけした南山堂の本山麻美子さんに深謝したい．

2018 年 12 月

樋口　進
廣　尚典

目　次

第1章　依存症・アディクションを理解する　1

1　依存症・アディクションの概念　（廣中直人）　2
- A．アディクションとはどんなものか？　2
- B．なぜアディクションになるのか？　2
- C．はまっていくプロセスを深読みする　4
- D．アディクション問題にどう向き合うか？　5

2　産業保健から見たアディクションの問題　（廣　尚典）　6
- A．産業保健の枠組みとアディクション　6
- B．職場におけるアディクションの対応　7
- C．アディクションをめぐる労働者の家族との関係　8
- D．職場におけるアディクション問題への関わりの実際　9
- E．労働形態の多様性とアディクション　11

3　アディクションの臨床現場から見た産業保健の役割　（瀧村　剛・樋口　進）　12
- A．解雇すればよいのだろうか？　12
- B．依存症に関するいくつかの誤解　12
- C．早期発見・早期介入のために～健康経営の観点からも～　13
- D．治療と回復　14
  - 事例紹介①　復職後の職場の適切な配慮が回復を後押しした男性…15
- E．会社としてのリスクヘッジ　16

4　アディクションとジェンダー　（後藤　恵）　18
- A．物質使用行動の性別による比較　18
- B．働く人々とアディクション　18
- C．過剰なストレスと脳神経系　19
- D．女性ホルモンの影響～物質使用障害・気分障害・不安障害の発症を促進する因子～　19
- E．女性たちの自己治療的なアルコール・薬物使用　19
  - 事例紹介②　眠れなくてつい飲んでしまう女性…20
- F．娯楽的使用から始まる男性たちの薬物摂取　20
  - 事例紹介③　物忘れを指摘された男性…21

G. 少女たちの変身〜摂食障害と買い物嗜癖〜 …………………………………………… 21
　　　　事例紹介④　高額な買い物でイライラを鎮めた女性…22
　　H. アディクションの予防 …………………………………………………………………… 22

5　アディクションのある人の家族に対する支援 ……………………………（森田展彰）23
　　A. アディクションと家族関係 ……………………………………………………………… 23
　　B. 家族への支援のポイント ………………………………………………………………… 25
　　C. 産業精神保健での依存症家族への具体的な支援 ……………………………………… 30

第2章　職場におけるアルコールの問題　　　　　　　　　　　35

1　労災，職業性ストレス，ストレスチェック制度との関連
　　………………………………………………………………………（井上彰臣・廣　尚典）36
　　A. わが国におけるアルコール問題と職場との関連 ……………………………………… 36
　　B. 労災とアルコール問題 …………………………………………………………………… 36
　　C. 職業性ストレスとアルコール問題 ……………………………………………………… 37
　　D. ストレスチェック制度とアルコール問題 ……………………………………………… 39

2　アルコール健康障害対策基本法について知る …………（猪野亜朗・落合正浩）41
　　A. アルコール健康障害対策基本法の戦略と職場 ………………………………………… 41
　　B.「不適切な飲酒」をなくすために，アルコールについての「正しい知識」の普及を … 41
　　C.「不適切な飲酒」は，従業員，その家族，企業に多くの問題を生じさせる ………… 42
　　D.「不適切な飲酒」を減らす職場の安全衛生改善計画 ………………………………… 43
　　E. 認定産業医研修には，「アルコール健康障害」を必須科目に！ …………………… 46

3　アルコール問題の疫学〜労働者を中心に〜 ………………………………（尾崎米厚）47
　　A. 労働者のアルコール問題についての既報 ……………………………………………… 47
　　B. 就業状況別に見た飲酒行動 ……………………………………………………………… 47
　　C. 職業別に見た飲酒行動 …………………………………………………………………… 49
　　D. 成人の飲酒行動に関する全国調査結果から見た課題 ………………………………… 51
　　E. 産業現場における健康問題，経済損失との関連 ……………………………………… 53

4　他の精神障害との併存 ………………………………………………………（松下幸生）56
　　A. アルコール依存症に合併する精神疾患 ………………………………………………… 56
　　B. 気分障害の併存 …………………………………………………………………………… 56
　　C. 不安障害の併存 …………………………………………………………………………… 58

  D．アルコール依存とパーソナリティ障害 ……………………………………… 59
  E．注意欠如多動性障害（ADHD）とアルコール使用障害 ………………… 60

5　連携〜一般診療科，職場，アルコール専門医療機関，自助グループ〜 ……（真栄里仁）62
  A．アルコール依存症における連携とは ………………………………………… 62
  B．地域連携 ……………………………………………………………………… 62
  C．救急医療機関との連携（アルコール救急多機関連携マニュアル）……… 64
  D．職場との連携 ………………………………………………………………… 64
  E．アルコール医療連携における今後の課題 ………………………………… 64

6　アルコール医療の動向 ………………………………………………………（真栄里仁）66
  A．疾患としてのアルコール依存症の歴史 ……………………………………… 66
  B．治療目標 ……………………………………………………………………… 66
  C．心理社会的治療 ……………………………………………………………… 67
  D．薬物療法 ……………………………………………………………………… 67
  E．自助グループ ………………………………………………………………… 69

7　教育（ブリーフインターベンション）〜職場でもできることは？〜
  …………………………………………………………………（遠藤光一・杠　岳文）71
  A．ブリーフインターベンションとは …………………………………………… 71
  B．ブリーフインターベンションの概要 ………………………………………… 71
  C．HAPPYを用いた介入 ……………………………………………………… 72
  D．職場での集団節酒指導プログラムについて ……………………………… 73
  E．集団節酒指導プログラムの効果 …………………………………………… 76

8　自助グループの現在 …………………………………………………………（岡崎直人）77
  A．自助グループとは …………………………………………………………… 77
  B．自助グループの役割 ………………………………………………………… 77
  C．自助グループの歴史と断酒会・ＡＡの相違 ……………………………… 78
  D．自助グループの長所 ………………………………………………………… 79
  E．自助グループの課題と取り組み …………………………………………… 81

9　アルコール関連問題と自殺 …………………………………………………（松本俊彦）84
  A．病的なアルコール摂取（乱用・依存）と自殺との関係 …………………… 84
  B．正常範囲内（乱用・依存未満）のアルコール摂取と自殺との関係 …… 86

10 自殺のリスクアセスメントとマネジメント ……………………（松本俊彦） 88
　A．自殺のリスクアセスメント ……………………………………………… 88
　B．自殺のリスクマネジメント ……………………………………………… 90

第3章　職場における喫煙の問題　　97

1 ニコチン依存症の診断と治療 ………………………………（中村正和） 98
　A．ニコチン依存症とは ……………………………………………………… 98
　B．ニコチン依存症の診断 ………………………………………………… 100
　C．ニコチン依存症の治療 ………………………………………………… 102
　D．禁煙率向上につながる治療方法と指導者トレーニング …………… 103
　E．加熱式たばこ使用者への対応 ………………………………………… 106
　F．今後の取り組みに向けて ……………………………………………… 106

2 喫煙の疫学 …………………………………………………（片野田耕太） 108
　A．喫煙者本人への影響 …………………………………………………… 108
　B．喫煙の「効用」？ ……………………………………………………… 109
　C．受動喫煙の健康影響 …………………………………………………… 110
　D．屋内を禁煙にすると疾患が減る ……………………………………… 111
　E．たばこ対策の効果についての科学的証拠 …………………………… 111
　F．「加熱式たばこ」について …………………………………………… 113

3 職場における喫煙対策と禁煙サポート ……………………（大和　浩） 115
　A．WHO が主導する喫煙対策 …………………………………………… 115
　B．職場で喫煙対策を推進するための方針づくり ……………………… 115
　C．職場における喫煙対策の方針づくり ………………………………… 116
　D．不適切な受動喫煙防止対策〜喫煙室の実態〜 ……………………… 116
　E．屋内を全面禁煙とする根拠 …………………………………………… 118
　F．勤務時間中の喫煙の制限 ……………………………………………… 120
　G．歓送迎会などの禁煙化 ………………………………………………… 120
　H．安全上のリスク，事業運営上の障害 ………………………………… 120
　I．禁煙治療への誘導と費用負担 ………………………………………… 121
　J．健康経営と喫煙対策 …………………………………………………… 121
　K．ニコチン依存としての認識 …………………………………………… 122

第4章　さまざまな依存症〜もし職場で出会ったら〜　123

1 インターネット（スマホ）依存　　（中山秀紀）124
- A．インターネット・スマートフォンの普及　124
- B．インターネット依存の概念・基準　124
- C．インターネット依存の疫学　125
- D．インターネット依存の悪影響・合併精神疾患　125
- E．インターネット依存の鑑別・診断　126
- F．久里浜医療センターでの取り組み　126
- G．インターネット依存の治療目標・治療の実際　127

2 ギャンブル依存　　（樋口　進）129
- A．ギャンブル依存の位置づけ　129
- B．ギャンブル依存の診断　130
- C．ギャンブル依存の広がり　131
- D．ギャンブル依存患者の臨床像　131
- E．ギャンブル依存の治療　133

3 薬物依存　　（成瀬暢也）136
- A．わが国の薬物問題の現状〜捕まらない薬物へのシフト〜　136
- B．職場の薬物依存症　137
    - **事例紹介⑤**　市販薬依存になってしまった男性…137
    - **事例紹介⑥**　処方薬依存になってしまった女性…137
    - **事例紹介⑦**　危険ドラッグ依存から覚醒剤乱用に至った男性…138
- C．薬物依存症の治療　138
- D．薬物依存症患者への基本的対応　140
- E．職場での望ましい対応　141

■参考資料■　143

1 よりよく働けるようになるための社会資源　　（湯本洋介）144
2 その他の参考資料　　（猪野亜朗）152

索　引………157

● 用語解説 ●

本書の中の依存関連の用語を簡単に説明する．

嗜癖（アディクション）

嗜癖（addiction）は以前使用されていた用語である．しかし，この用語にはスティグマ（悪いイメージ）がついて回るとのことで，WHO（世界保健機関）が使用しなくなり，代わりに依存を使うようになった．以後，依存はアルコール依存など，物質に対する依存に使われている．一方，ギャンブルのような行動嗜癖には，依然として嗜癖という用語が使われている．しかし，米国精神医学会のDSM-5や近く使用される予定のWHOのICD-11では，嗜癖という用語使用を避け，障害という用語を使用している．また，一般に物質依存と行動嗜癖を合わせて，広く嗜癖と呼ばれている．

依存，依存症

依存と依存症の概念には差はない．依存症と依存の違いは重症度の違いで，前者が後者より重症と解説する人もいる．しかし，筆者の理解が正しければ，用語の違いは元の英語の違いを反映したに過ぎない．ICD-9，ICD-10のdependence syndrome（依存症候群）を短くした用語が依存症である．一方，DSM-ⅣおよびICD-11のdependenceの翻訳が依存である．日常の臨床では，ICD-10が使用されているので，依存症の方がよく使われているかもしれない．なお，DSM-5では，依存は診断基準からなくなってしまった．

乱用，有害な使用

いずれも依存または依存症までには至らないが，ある一定の物質使用関連問題が存在する場合である．乱用はDSM-Ⅲ，DSM-Ⅳで使われていた用語で，物質使用に関係した主に社会問題が存在する場合に，そのように診断した．有害な使用は，ICD-10に収載されており，物質使用に関係した健康問題（社会問題は含まない）が存在する場合にそのように診断する．DSM-5では乱用はなくなり，ICD-11では，有害な使用は「有害な使用パターン」となっている．

使用障害

DSM-Ⅳでは，依存と乱用を合わせた概念，ICD-10では，依存症と有害な使用を合わせた概念である．既述のとおり，DSM-5では，依存・乱用がなくなり，二つを合わせた使用障害が新たに導入された．11項目の基準のうち，2項目以上を満たせば，使用障害と診断される．依存や依存症に比べて，診断閾値がかなり低くなっている．

（樋口　進）

第1章
依存症・アディクションを理解する

1 依存症・アディクションの概念

A. アディクションとはどんなものか？

　酒やタバコといったものは，いつのまにか量が増えてしまうものである．それはアルコールやニコチンがもっている特有の性質による．麻薬や覚醒剤もそうである．その人の意思が弱いとか，性格に問題があるとかいった話ではない．ギャンブルのことはまだよくわかっていないが，勝ったときの快感や思いがけない大金が手に入ったときの興奮にはアルコールやニコチンに似た効果があるらしい．

　ある種の化学物質や体験が「欲しい」という気持ちが抑えられず，「やめよう」，「減らそう」としてもうまくいかず，その結果，仕事に穴が空いたり家族が不和になったり，友人とのきずなを失ったりしても，それでもやめられない状態が「アディクション」である．これはれっきとした心の病気で，精神医学にはその診断基準もある．

　心の病気という認識が確立したことは進歩である．昔は犯罪だった．今でも薬物事犯が報道されると厳罰を求める声が起こる．だが，処罰では問題は解決しない．病気と考えて治療と予防の対策を講じることが必要だ．

B. なぜアディクションになるのか？

　人間の心は進化の産物である．ストレスを感じて「つらい」と思う心も，生存を脅かす事態から身を守るための自然の反応である．心は脳の働きから生まれる．アディクションを理解するために，脳の働きを調べてみよう．

　アディクションに関わる主な神経システムは，脳の中にだいたい3つくらいある（図1-1-1）．

　第一は「報酬を探索するシステム」である．このシステムは環境の中から生存に必要なもの（食物や繁殖の相手など）を見つけ，体をそちらに接近させる．麻薬や覚醒剤，アルコールやニコチンはこのシステムに働きかけ，「ドーパミン」という化学物質の放出を促す．ギャンブルの「大儲け」にも似たような作用があるらしい．今「インターネット嗜癖」が問題になっているが，ネット使用がこの脳システムに関係しているかどうかはわかっていない．課金される

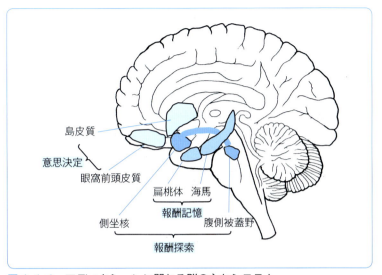

図 1-1-1 アディクションに関わる脳の主なシステム
　報酬探索，報酬記憶，意思決定について，各種の文献に基づいて代表的な部位を示す．図は正中断面を描いてあるが，それぞれの部位がすべてこの断面に現れるわけではない．この図は解剖学的に正確ではないが，だいたいのイメージをつかんでいただきたい．

ネットゲーム（ネトゲ）には関係があるようだ．報酬探索の生物学的なシステムとアディクションの関係を考えると，次に問題になるのは食物とセックスだろう[1]．心の隙間を埋めるための過食や性行為への耽溺にはアディクションと似たところがあるかもしれない．

　第二は「報酬記憶のシステム」である．効率良く報酬を手に入れるためには，そのものの特徴や報酬を獲得した場所を覚えておかなければならない．この記憶力の良さがアダになり，長年の深酒から解放されたと思う人でも，馴染み深い赤ちょうちんや週末の解放感などがついつい「一杯」の引き金を引いてしまうことがある．筆者のグループが行った動物実験では，報酬の記憶ができあがると「海馬」のドーパミン受容体（化学物質の受け皿）が増えていた[2]．しかもこの変化は麻薬（実験に使ったのはコカイン）をたった2回経験させただけで起こる．また，この変化が起こるには「この場所で薬物を経験した」という記憶がつくり込まれることが必要であった．

　第三は「意思決定のシステム」である．アルコールやギャンブルは「今，ここで」に限った話ならば快感があるものの，長期的には心身の健康に悪い影響がある．この長期と短期のバランスを考えて，手を出すか否かを決めるのが意思決定である．筆者らのグループでは，疑似的なギャンブルをやってもらうと，大儲けをするかわりに大損もする「危ない賭け」にはまる人がいることがわかった[3]．しかもこの人々は自分を慎重で熟慮的な人間だと思っていた．「これほどの損を取り戻すには，もう一度大勝負に出るほかはない」と，それなりに合理的に考えたのである．しかし，無意識の衝動性を調べる絵合わせテストではエラーが多かった．この，意識と無意識の乖離，いうなれば1人の人間の中に2つの人格が存在するような心理が，アディ

クションの鍵ではないかとわれわれは考えた．どうやらこの考えは間違ってはいないらしい[4]．

C. はまっていくプロセスを深読みする

「いっときの利得と長期の損失」などというと，アディクションというのは快楽追求のなれの果ての姿かと思えるかもしれないが，それは違う．

そのことを考えるには，「欲しい」気持ちと「好き」な気持ちを分けて考えることが鍵である．「欲しい」はまだ手に入っていない報酬に対する期待，「好き」はすでに手にした報酬に対する評価であり，両者はメカニズムも違う．

まだ手にしてない報酬への期待がどうして生じるかといえば，前述した報酬記憶のメカニズムによる．このメカニズムによって，アルコールやドラッグ，ギャンブルなどを連想させるモノが「手がかり」になる．手がかりに対する脳の反応はだんだん敏感になり，ついには何気ないものでも「欲しい」気持ちを誘発するようになる．たとえばアルコール・アディクションの人で「子供の参観日」が再飲酒のきっかけになった例がある[5]．こういうプロセスは「誘因特徴の突出化 incentive salience」と呼ばれ，盛んに研究されている[6]．

こうして「欲しい」気持ちが強まっていくとき，「好き」のほうは変わらないか，むしろ低下している．なぜなら，人間には気分を一定に保とうとする傾向があるからである．したがって一時的に快が起こったら反動で必ず不快が起こる（図 1-1-2 上）．この不快な気持ちもいずれは収まってくるはずだが，えてしてその不快を解消しようとしてアルコールやギャンブル

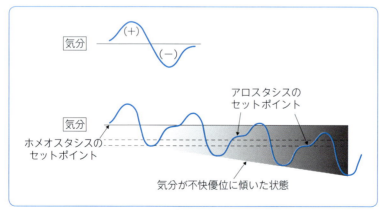

図 1-1-2 アディクションに至る気分の変動

人間には気分を一定に保とうとする傾向があるので，快（＋）が起こればその後必ず不快（－）が起こる（上）．不快気分から逃れようとして薬物やギャンブルに手を出すと，たとえ「快」を起こす力が一定でも気分は必ず不快優位に傾いていく（下）．

［文献 7）に基づいて作成］

に手が出るものである．そうするとたとえそれらに以前と同じ快を起こす力があっても，人が感じる快の程度は以前よりも弱い．しかしまた反動で不快が起こる．こういうことを繰り返すと，人の気分はだんだん不快優位に傾いてくる（図 1-1-2 下）．これを「恒常性の維持」を表す「ホメオスタシス」をもじって，「アロスタシス」という[7]．アディクションは喜びの種が尽きてしまった状態といえるのである．

D. アディクション問題にどう向き合うか？

　報酬探索，報酬記憶，意思決定などをキーワードとして考えたとき，アディクションは生物としての人間のあり方の根本に関わる問題だといえる．文明の起源を考えると，アルコールやドラッグは宗教儀式と結びついていたし，ギャンブルは交易と結びついていた．人間の文明が築き上げてきた壮麗な建築物や精緻な工芸品を見ると，どこか「やりすぎ」，「ハマりすぎ」のところが見える．アディクションは人間の宿命なのかもしれない．

　そう考えた上で，しかし，目を現実に移すと，それは困った問題を起こす．この問題には薬理学や精神医学ばかりでなく，内科学，公衆衛生学，法医学，心理学，社会学など，広範な領域の専門家が総力をあげて取り組んでいる．

　治療も着実に進歩してきた．薬物療法，カウンセリング，集団精神療法，自助グループなどが，着実な証拠（エビデンス）をよりどころにしながら一歩ずつ進んでいる．一歩ずつではおぼつかないと思われるかもしれないが，それが科学の姿である．その科学の進歩は専門家だけがつくりあげるものではなく，当事者や家族が専門家と一体になってつくりあげていくものである．

　アディクションは人間の宿命なのかもしれないが，われわれの文明はその問題に立ち向かう英知をも育んできた．アディクションからの回復は簡単ではないが，必ずその道はある．

● 参考文献 ●
1) M. クーハー（船田正彦訳）：溺れる脳―人はなぜ依存症になるのか．東京化学同人，2014．
2) Tanaka T, Kai N, Kobayashi K, et al.：Up-regulation of dopamine D1 receptor in the hippocampus after establishment of conditioned place preference by cocaine. Neuropharmacology 61：842-848, 2011.
3) Takano Y, Takahashi N, Tanaka D, et al.：Big losses lead to irrational decision-making in gambling situations：relationship between deliberation and impulsivity. PLoS One 5：e9368, 2010.
4) McClure SM, Bickel WK：A dual-systems perspective on addiction：contributions from neuroimaging and cognitive training. Ann N Y Acad Sci 1327：62-78, 2014.
5) 東牧子：「きくこと」を考える：断酒会での「きくこと」の意味をとおして．花園大学心理カウンセリングセンター研究紀要 3：25-32, 2009．
6) Berridge KC：From prediction error to incentive salience：mesolimbic computation of reward motivation. Eur J Neurosci 35：1124-1143, 2012.
7) Koob GF, Le Moal M：Drug addiction, dysregulation of reward, and allostasis. Neuropsychopharmacology 24：97-129, 2001.

2 産業保健から見た アディクションの問題

A. 産業保健の枠組みとアディクション

　産業保健活動は，主として職場において実施される労働者を対象とした健康障害の予防対策を指す．対策の予防水準によって，第三次予防（健康障害をきたした労働者の職場再適応あるいは復職への支援），第二次予防（健康障害の早期発見，早期対応），第一次予防（健康障害の未然防止）に分けられることが多いが，職場あるいは仕事に関係した事柄が主な要因となっている健康障害への対応が優先される点に大きな特徴がある．換言すれば，職場に内在する生命や健康に関する危険から労働者を守るという事業者責任を遂行するのが，産業保健の重要な使命である[1]．

　アディクションの問題も，まずはそうした観点から検討されることになる．職場，仕事に起因する事項によって引き起こされるか，あるいは重篤化するならば，それに対しては，高い優先順位をもって計画的かつ中長期的な予防活動が推進されなければならない．

　次に，健康障害の発症や増悪が直接職場，仕事に関連していなくても，それによって本人が長期欠勤に至ったり，業務効率を著しく低下させたり，周囲に多大な迷惑をかけたりする事態がみられたり，予想されたりする場合には，速やかな介入が望まれる．

　アディクションの問題の場合，発症，増悪と業務との関連は明らかでないことが多いが，重度になると，大半の例で仕事への影響が甚大化する．また，職場のモラルの面から看過できない例もみられる（表1-2-1）．したがって，アディクションへの対応は，産業保健として推進

表1-2-1　アディクションの主な職場への影響

［本人の場合］
- 無断欠勤，突発欠勤，頻回欠勤，長期欠勤
- 業務効率の低下
- 労災事故（不安全行動による）
- 周囲の迷惑
- 勤務態度の悪化
- 多額の借金

［家族・親族の場合…問題への対応のため，間接的に生じる事柄］
- 頻回欠勤，突発欠勤
- 業務効率の低下
- 多額の借金

されるべき活動の一部であると考えられる．

　現在，産業保健活動において，メンタルヘルス対策の占める割合は高い．厚生労働省は，職場のメンタルヘルス対策の対象として，「メンタルヘルス不調」という概念を提唱している．メンタルヘルス不調とは，「精神および行動の障害に分類される精神障害や自殺のみならず，ストレスや強い悩み，不安など，労働者の心身の健康，社会生活および生活の質に影響を与える可能性のある精神的および行動上の問題を幅広く含むもの」であり，これにはアディクションの問題も含まれる．

　産業保健活動の担い手は，産業医，産業看護職（保健師，看護師），衛生管理者（以上，産業保健職と総称），心理職，精神科・心療内科医などである．これらのどの職種が対応の中心となるかは，「労働者の心の健康の保持増進のための指針」で示唆されているように，事業場の諸事情によって異なるが，産業保健職は多くの時間をメンタルヘルス対策に割いている．産業保健職には，アディクションへの対応もメンタルヘルス対策の一環ととらえて積極的に関わっていくことが求められる．

B. 職場におけるアディクションの対応

　アディクションに関して，職場で古くから取り上げられ，対策が講じられてきたのは，アルコールであろう．産業保健職は，アルコール依存症によって勤怠不良に陥っている例，多量飲酒のために身体面の健康障害をきたしている例などに対して，効果的な働きかけをするべく試行錯誤を重ねてきた[2]．2014年に施行となったアルコール健康障害対策基本法は，主として国および地方自治体にさまざまなアルコール健康障害への対策の実施を求め，健康増進事業実施者はそれに協力しなければならないとしている．健康増進事業実施者は，健康増進法に示されており，「労働安全衛生法の規定により健康増進事業を行う事業者」が含まれている．職域で，これまで以上にアルコール問題対策の推進が期待されるところである．

　喫煙（ニコチン依存）対策は，まだ十分とはいえないにせよ，アディクションの中では最も活動が推進されてきた領域といえよう．労働安全衛生法規によっても規制がなされている．多くの職場で身近な問題として扱うことができ，発がん性や循環器系への影響についてのエビデンスが蓄積し，また飲酒のような社会的な「効用」がほとんど存在しない点で障壁が少ないところも，禁煙推進者の熱意を後押しすることとなったと考えられる．

　他方で，ギャンブル，薬物，買い物，性的行為，運動などのアディクションに関しては，問題自体は以前から存在していたものの，職場ごとでみると顕在化する例数がさほど多いわけでなく，また産業保健職の手が届きにくい領域であるとの印象をもたれがちのため，まとまった形の予防対策はほとんど講じられなかった．事例が発生した際に個別対応が検討され，それが収束してしまえば，活動はそこから広げられることなく終結となることが多かった．クロスア

ディクション（多重嗜癖）についても，ほとんど手がつけられていない．ギャンブル依存は，「特定複合観光施設区域の整備の推進に関する法律」（IR 法）の施行などの社会の変化に伴って，今後これまで以上にその対応が求められる可能性がある．

　社会的に注目されつつあるインターネット依存（スマホ依存）は，産業保健にとっても今後さらに重要な事項になっていくと考えられる．実態や問題点に関する知見は蓄積されつつあり[3]，効果的な介入方法に関しても報告がみられるようになってはいるが[4]，今後予想される問題の拡大への対策は十分に進んでいるとはいえない．

　過労死との関連などを指摘されてきたワーカホリック（仕事中毒）も，広義には，アディクションの範疇に入れることが可能かもしれない．また，化学物質を取り扱う職場では，有機溶剤に対するアディクションも軽視すべきではない．

　一般的に，アディクションに関する相談が，本人から産業保健職にもちかけられることは少ない．多くは，欠勤や業務効率の低下などの事例化によって，上司などから相談が入り，原因を調査する中で，問題の重篤性が明らかになる．セルフケアのための啓発活動は重要であり，推進されるべきではあるが，本人の否認の問題も絡んで，それのみによって第一次予防，第二次予防面の効果をあげるのは容易ではない．

C. アディクションをめぐる労働者の家族との関係

　職場において，アディクションの問題と労働者の家族との関係は，2 つの面を注意する必要がある．

　まず，家族のアディクションが労働者に与える影響である．どのような種類にせよ，アディクションは周囲を巻き込み，周囲はその対応のために多大なエネルギーを費やすことが多い．深刻なアディクションの問題を家族にもつ労働者は，それによって疲弊し，業務に支障をきたす．これも軽視できない問題である（表 1-2-1）．

　もう 1 つは，労働者のアディクションへの介入は，職場（産業保健職や人事部署）と家族との連携なしには難しい点である．アディクションに関する問題の相談，治療の担当者には，常に家族問題という視点が求められるといわれる．生活全般の立て直しが必要になることに加え，家族をも巻き込んだ介入を行わなければ，実質的な効果が期待しにくいからである．これは，イネイブラー，共依存といった用語で象徴される．イネイブラーとは，アディクションに陥っている本人に対して，結果的にその状態にあり続けるような働きかけ（イネイブリング）をしてしまう者を指す．本人が起こしてしまったトラブルの謝罪をして回ったり，つくってしまった借金の肩代わりをしたりといった行動である．共依存は，過剰な人間関係へのとらわれを指す．過剰に世話をしたり，尽くしたりすることで，相手に必要とされることに自らの存在価値を見出している状態が，アディクションの家族に少なからずみられる．

しかし，職場で何らかの問題が表面化した段階では，アディクションがかなり深刻な水準に至っているのが現状であり，そうした例では，職場関係者が不用意に労働者の家庭にまで足を踏み入れると，本人と家族，親族との関係を悪化させてしまう可能性がある[2]．

産業保健職が単独でアディクションの問題を解決できる例は多くない．主治医をはじめとする医療関係者，地域保健の従事者などとの連携に努めることが肝要である．

D. 職場におけるアディクション問題への関わりの実際

産業保健職は，いくつもの場面で，直接労働者と接することができる．そこでは，顕在あるいは潜在している健康問題に対する評価を行い，改善に向けた働きかけを行うことが可能である．ただし，当該労働者が産業保健職に対してどこまで実情を打ち明けるかは，産業保健職の組織上の位置づけ，職場でどの程度信頼を得ているかなどによって大きく異なる．産業保健職は，本人から得た情報だけをもとに対応を進めることには，慎重になる必要がある．

1 健康診断

年に1回実施されることになっている健康診断は，労働者の健康障害を発見し，必要に応じてそれに介入する場として重要である．肝機能値や血清脂質値（これらは法定項目），白血球数，問診などから，飲酒，喫煙などの問題が明らかになる例は多い．

2 ストレスチェック制度

ストレスチェック制度は，メンタルヘルス不調の第一次予防を主眼とするものであり，質問票によるストレスチェックと，それらによって「高ストレス」と評価された労働者に対する医師による面接指導，およびストレスチェックの結果の集団分析結果をもとにした職場環境改善からなる[5]．ストレスチェックの結果は，受検者全員に個別に返却されることになっており，その結果通知にはストレス軽減に向けたヒントの類を載せることができる．そこに，アディクションに関する注意事項を盛り込むことも可能である．面接指導の対象者（高ストレス者）の中には，アディクションの問題を抱えた者が含まれている可能性がある．面接指導では，担当する医師は，高ストレス者の精神健康状況，ストレス状況，勤務状況を確認するとともに，必要に応じて就業上の措置に関する意見を述べ，保健指導を行うことになっている．この面接指導も，アディクションの問題に対する介入になり得る．ただし，一人ひとりの面接指導に費やせる時間は限られており，その後のフォローアップのあり方を含めて，介入方法を検討する必要がある[6]．（ストレスチェック制度については，第2章で改めて取り上げる．）

3 教育研修

職場におけるメンタルヘルス教育は，労働者自身の自己管理（セルフケア）を促す労働者教育と，部下をもつ管理監督者に適切な職場管理および部下管理（ラインによるケア）を要請する管理監督者教育に分けることができる．

前者では，アディクションに関する基礎知識，相談先の紹介が中心となる．飲酒に関しては，パッチテストを用いたアルコール感受性に関する話題提供，飲酒習慣の振り返りと改善への支援などが該当する．複数回の面接指導が許されれば，健診で肝機能値などに異常がみられた者，多量飲酒者に対して，ブリーフインターベンションなどを取り入れた働きかけを行うことも可能である．

後者の内容としては，アディクションが疑われる部下への対応（どのような場合それに該当するかを含む），アディクションによって引き起こされた問題を大目に見たり，本人をかばったりするような不適切な対応をしない職場環境づくりがあげられる．

この他，産業保健職が，専門職として適切な対応を取れるための知識・技術の修得，更新を行うことも必要である．

4 随時の相談対応

産業保健職が常駐，あるいはそれに近い勤務形態を取っている職場では，アディクションの問題を有する労働者本人あるいはその関係者（特に，上司）からの個別相談に応じることができる．相談対応にあたる産業保健職には，アディクションに関する適切な評価（見立て）が求められ，それには後述するうつや不安といった他の精神健康問題の併存の有無，程度も含まれる．アディクションにより職業生活や家庭生活に支障が出ている例では，産業保健職として引き続き関わり（支援）を続けることを明確に伝えた上で，専門機関に紹介する．

5 職場復帰支援

健康問題により長期休業した労働者に対しては，その職場復帰にあたって復職時期および復職後の就業上の措置，フォローアップのあり方などを決めるための復職判定の類を実施している事業場が多い．厚生労働省は，対象を精神障害による休業者に限定して「心の健康問題により休業した労働者の職場復帰支援の手引き」を公表している．長期にわたる休業例に対しては，その背景因子の一つとして，アルコールをはじめとするアディクションの問題が存在しないかどうかの検討が望まれる．うつ病や不安障害とアルコール使用障害の併存はよく指摘されるところである[7]．アディクションの問題が，他の精神障害に併存している例では，当該精神障害にばかり目を向けるのではなく，アディクションへの対応も必要になる．

なお，アルコール依存症を有する労働者の職場復帰支援についてはマニュアルが開発されている[8]．他のアディクションにおいても，参考にすることができる．

6 職場巡視および非公式の情報交換

　産業保健職のうち，産業医と衛生管理者には，定期的な職場巡視の実施が義務づけられている．職場巡視は，一般に騒音，粉じん，暑熱，重量物取扱いといった物理化学的有害因子の指摘と改善に向けた取り組みと受け取られがちであるが，産業保健職にとって，労働者の仕事ぶりを直接目で見て肌で感じる貴重な機会でもある．健康管理室のような場所ではなく，仕事の現場で会話を交わし，話を聴くことで日頃入手できない情報を得ることもある．職場の懇親会や労使の協議の場なども同様である．

　アディクションの問題も，そうした機会に，比較的早期に把握できる可能性がある．

E. 労働形態の多様性とアディクション

　アディクションの問題においては，早期には本人からの相談で対応が開始されることは少ない．したがって，本人から相談があった場合には，先延ばしにせず，できるだけその場で対面による初期対応を行うべきである．しかし，労働形態によって，労働者と産業保健職（特に，産業医，看護職）の間に物理的な距離がある職場では，これを適切に行うことが難しい場合がある．

　また，労働者の雇用管理を行う事業体と作業指示管理を行う事業体が異なる派遣労働，上司や同僚と接する機会が少ないテレワーク，ダブルワークなどでは，アディクションの問題は周囲から指摘されにくく，対応が遅れる可能性もある．

　就労とアディクションの関係を見た場合，仕事や職場のストレスが，アディクションの要因の一つになっていると考えられる例も確かにあるが，逆に就労していることがアディクションの増悪の歯止めになっている例も少なくない．上述した労働形態の多様化は，アディクションにとってどちらの方向により強く作用するのかも，注視していくことが求められよう．

● 参考文献 ●
1) 廣尚典：要説産業精神保健．診断と治療社，2013．
2) アルコール保健指導マニュアル研究会 編：健康日本 21 推進のためのアルコール保健指導マニュアル．社会保険研究所，2003．
3) De-Sola Gutiérrez J, Rodriguez de Fonseca F, Rubio G：Cell-Phone Addiction：A Review. Front Psychiatry 7：175, 2016.
4) Vondráčková P, Gabrhelík R：Prevention of Internet addiction: A systematic review. J Behav Addict 5：568-579, 2016.
5) ストレスチェック Q & A 編集委員会 編：嘱託産業医のためのストレスチェック実務 Q & A．産業医学振興財団，2015．
6) 日野亜弥子，廣尚典：ストレスチェック制度の医師面接―その考え方，あり方．医学のあゆみ 263：241-245, 2017．
7) 松下幸生：アルコール依存と他の精神障害―職場における留意点．産業精神保健 19：85-92, 2011．
8) 廣尚典：「アルコール依存症例の職場復帰支援マニュアル」について．産業精神保健 14：176-182, 2006．

3 アディクションの臨床現場から見た産業保健の役割

A. 解雇すればよいのだろうか？

　産業保健とアディクション（依存）という切り口は，従来あまり語られてこなかったが，潜在的に何らかの「依存」を抱える従業員は少なくない．また，ひとたび重症な依存症者が顕在化すると，産業保健スタッフは慣れない対応に右往左往することとなる．

　筆者はアルコール依存症を専門とする精神科医だが，非常勤の産業医としても活動してきた．臨床家として産業保健に求めることは多々あるが，一方で会社は医療や福祉を目的とした場ではなく，依存症者への対応に困難があるということも理解しているつもりである．「アルコール依存症なら諭して自己都合退職へ，治療が長引くのであれば自然退職へ，薬物依存で警察沙汰なら懲戒解雇で当然だろう」と考えている労務担当者が，現状では多数派ではなかろうか．しかし，本書を通じて各専門家が訴えていることは「ちょっと待って，依存症は回復できる！会社が少し配慮できればさらに回復が促進される！」ということである．

　筆者の分担は，治療の現場から見た産業保健との連携について概説していくことであり，現場の産業医の先生や産業保健スタッフを念頭に置きつつも，必ずしも医療の専門家ではない人事労務スタッフにもご理解いただけるよう，なるべく平易に解説していきたい．

B. 依存症に関するいくつかの誤解

　依存症はとても誤解されることが多い疾患である．正しい理解を得ると，見え方がまったく違ってくる．

1 「依存症は意志の弱さからくる性格の問題である」

　依存症は，病的な強さの欲求・渇望に翻弄され，もはや意思の力ではコントロールできない状態である．このような状態は「病気」と考えられており，病気である以上治療的な介入で回復が促進される．なぜ依存症を発症するのかという点については，個人差も大きくまだ未解明であるが，人生の困難や抱えきれない苦悩といった心理的な要因，両親の飲酒スタイルが子どもにも影響するといった生育環境，それに加え，特定の依存症への親和性を高める何らかの遺

伝的背景の存在も指摘されている．これらの要因がさまざまに組み合わさって，病気としての依存症が発症すると考えられている．どんなに意思が強い者でも，それを上回る病気への誘因があれば依存症となることは避けられないであろう．

2 「好きで飲んでいるんだから自業自得だ」？

多くの依存症者は「このままではまずい，やめられるものならやめたい」と，表面上の否認はともかく，内心では思っている．しかし，酒がないと不安や苦悩が深まる→飲酒する→ますます問題が深刻化する，という悪循環から抜け出せなくなっている状態が「依存症」の一面である．適切な介入・支援があれば，悪循環から抜け出しやすくなる．

3 「依存症にまでなるのは特別な場合で，当社にはそのような者はいない」？

2013年に行われた全国調査では，人生で一度でもアルコール依存症の診断基準を満たす状態となる者は，100万人程度いると推計されており，これは成人人口1億人においてみると100分の1という規模である[1]．ちなみに，「中村さん」という名字は日本に100万人程度いるといわれており，社員名簿の「中村さん」と同程度に「アルコール依存症者」がいたとしても不思議ではない．

4 「依存症になる者は勤怠も悪く，会社への貢献度も低い者だろう」？

そうではないケースも少なくなく，むしろ，「古き良き親分」（酒好きだが親分肌で現場を仕切れる職長クラスが，会社や家族の問題を契機に酒のコントロールがきかなくなる），「気配りのできる寡黙な能吏」（空気を読み気を配り，無駄口もたたかず黙々と働き，上司からも一目置かれる社員が，ストレスをため込みバランスを崩してしまう）といった，会社にとって本来必要な人材が依存症となってしまう例もよくみられる．

5 「とはいえ，依存症になってしまったら，もはや会社員としてはやっていけないだろう」？

そんなことはない．依存症は回復できる病気であり，他の多くの病気と同様に，依存症を克服しながら復職を果たし職務を全うすることは十分可能である．以下に，そのために必要な「早期発見・早期介入」と「治療と回復」について述べる．

C. 早期発見・早期介入のために～健康経営の観点からも～

アディクションの問題は多様である．主に生活習慣病対策の一環として語られるたばこや多量飲酒（アルコール依存症未満のいわゆる「飲み過ぎ」な状態）は，産業保健の場でも扱うこ

とに抵抗の少ないライトな依存症（またはその予備軍）だろう．これとは反対に，薬物依存や横領で発覚したギャンブル依存は，同じ依存といえどもヘビーな印象がぬぐえず，産業保健というよりもまずは法務や顧問弁護士による対応となるのが現状だろう．このようなヘビーな依存症者の回復のために，産業保健の場がどのような役割を果たせるかについては今後の課題であるが，理解ある職場による先進的な取り組みが期待される．依存症レベルのアルコール問題はこれらの中間という位置づけで，現状でも産業保健の場でフォローされているケースは少なくないだろう．

　一方で，インターネット（スマホ）依存は独特の位置づけで，生活習慣病の直接の原因とはなりにくいが，むしろ勤怠や生産性の観点からは今後重要な論点となると思われる．インターネットやスマホに親和性の高いIT系企業の若年〜中年従業員においては，無断欠勤が続き退職した事例の背景としてネット依存が疑われる事例も仄聞する．どこまで会社が介入すべきかはまだ手探りの状態だが，そのような社員との面談時にネット依存の視点をもっておくと，より意義のある介入ができるだろう．また，従来見逃されてきたが，パチンコを中心としたギャンブル依存も潜在患者数が多く，産業保健の場でも少なからず出会ってきていたのかもしれない．

　職場のメンタルヘルスにおいて「発達障害」という視点の大切さは知られつつあり，産業保健スタッフのみならず管理職としても必要な知識となりつつある．一方で「アディクション」という視点はまだ一般的ではないが，少なくとも産業保健スタッフはもっておくべき視点であり，このような視点も加味して事例を見ると，「一番の問題は依存症だった！」ということに気がつくこともあるだろう．

D. 治療と回復

　ここでは，最も治療が確立しているアルコールの問題を例に，説明する．

　アルコールの問題が心配な場合は，巻末資料で紹介されているような治療施設を受診するのがよいだろう．適切な診断，そしてその診断に応じた治療を受けることが回復を促進する．ここでいう「回復」とは，「他の人と同じようにお酒を健康的に飲めるようになること」ではなく，多くの場合は，「お酒をやめた状態を保ち，健康や家族，職業上の役割を取り戻し維持すること」となる．残念ながら，アルコール依存症と診断される場合は，伝統的には断酒（今後一生お酒は一滴も飲まない，お酒卒業）が推奨されている．

　また，アルコールの治療は足場のもろい山登りに例えられる．特に重症度が増すほど，「何度も崩れる」と覚悟しておいたほうがよい．この点は会社としては困るのだが，うつ病や重度の糖尿病で症状の増悪を繰り返す例があるのと同様と考えていただければ幸いである．1回の治療（入院）で回復（断酒の継続）に到達できなかったとしても，諦めずに治療を続けることで最後は回復にたどりつく方はたくさんいる．

アルコール依存症の治療については，2章の6で詳述されているので，ここでは，筆者が担当した事例を紹介する．

事例紹介①

復職後の職場の適切な配慮が回復を後押しした男性［30歳代，会社員］

[本人の手記より]

20代の頃からストレス発散はお酒を飲むことと考え，友人と毎日のように飲酒することを当然と思っていました．

30代半ばで肝臓と膵臓を壊し，アルコール依存症と診断され久里浜医療センターへ入院．入院中は「断酒する」と口では言っていたものの，内心は「節酒すれば大丈夫」と考えていたため，退院後も飲酒による体調不良を原因とする欠勤が続きました．2回目の入院中にやっと真剣に考え，「断酒しなければ仕事を続けていくことができない」と思い，本気で酒をやめることにしました．それでも何度かスリップ（再飲酒）で苦しみましたが，職場の上司の励ましや見守りもあり，今では断酒が続き，体調も良く仕事もきちんとこなせるようになりました．

一番効果があったのは，職場の保健師の勧めで，毎朝始業時に医務室で呼気チェッカーで飲んでいないことを確認し，その場で抗酒剤＊を服用するという日課を続けたことです．また，職場の飲み会に参加しないことについても，上司から職場の皆に「ドクターストップのため」と説明してもらえ，気が楽になりました．その後は職場の仲間から断酒を応援してもらえ，励みになりました．信頼を回復するには時間がかかることを肝に銘じて，これからも断酒を続けていきたいです．

＊抗酒剤：この薬を服用していると，アルコールの分解ができなくなり，万一飲酒すると激しい頭痛や嘔気に襲われとても不快な状態になる．飲酒欲求から身を守るお守りとして，毎朝1回服用することが多い．一方で副作用のリスクもあるので，使用については主治医とよく相談する必要がある．

[職場の上司より]

元来優しい性格で，仕事も丁寧にこなすが，入退院を繰り返し，本人も「会社を辞める」と言うのでもう無理かと思っていました．保健スタッフからの提案もあり，

・毎朝の呼気チェックと抗酒剤の服用の援助
・職場の同僚へは本人とも相談の上，依存症とは告げずに「ドクターストップ」とだけ伝え，本人を応援するような雰囲気づくり
・月に2回程度の通院のため，無給の欠勤扱いとして通院の支援

といったサポートを行ったところ，何度かスリップはあったものの最近はすっかり落ち着き，精神的にも落ち着いてきた様子で，会社としても喜ばしいことです．今後は職場のリーダーとして成長してくれることを期待しています．

筆者の産業医としての経験からいうと，依存症からの復帰の場合は職場のサポートをある程度ルーチン化できるので，個別性の強いうつ病からの復職サポートよりも職場の負担感はむしろ少ないかもしれない．また，周囲もうつ病からの復職の場合は「こわごわ見守る」一方，適切に開示された依存症の場合は，良い意味で「気楽に」応援してくれるため，特に断酒が続いている場合には周囲へも良い影響を及ぼす．ただし，スリップした際に周囲が過度な陰性感情を抱かないような配慮は必要であろう．

　「職場での抗酒剤の服用」はもちろんケースバイケースであるが，本人を再飲酒から守るという本来の目的に加え，職場に安心してもらうという副次的効果も少なくないと感じている．これにより，「職場としても本人を応援しよう」という雰囲気が醸成できると，本人の励みともなり良いサイクルとなる．

　まず一例，このような成功例を体験できると，「依存症から回復し復職することは十分に可能だ」ということを周囲や幹部層に理解してもらいやすい．

E. 会社としてのリスクヘッジ

　ここまでは，依存症に苦しむ者に対して，少なくとも他の疾病で苦しむ者と同程度のサポートや配慮のもとで回復を支援してほしいということを，主に「社員の視点」から述べてきた．

　一方で，「会社を守る」という視点も産業保健の現場では求められることも承知している．ここでは，会社として気をつけるべきことを述べたい．

1　本人のプライバシーへの配慮と家族との連携

　依存症は家庭での様子が診断の決め手となることがある．また，家族の理解と協力が得られると回復が促進されるケースは多い．さらに，深刻な依存症は自殺のリスクを上昇させるので，その予防のためには家族との連携が必要となるし，会社だけで抱え込むと事後にいらぬ不信を得ることもある．本人は家族への連絡を好まないケースが多いが，会社としての安全配慮義務も説明しながら，家族との連携の必要性を根気強く説明するべきであろう．

2　治療との連携

　筆者の外来に会社の産業医からの紹介状を持参して「しぶしぶ」受診する方の多くは，「会社の保健師が心配し過ぎなんですよ，そこには○○って書いてあるんでしょうが，実際はそんなことなくて，××が△△しただけなのに過剰に心配されちゃって」と語る．できるだけ，少なくとも初回は，保健師や上司などが受診に同伴していただけると診察の助けとなる．

3 飲酒運転などコンプライアンス上の問題

このような許容できないコンプライアンス上の問題がある場合は，会社としてアルコールの問題があると疑う合理的な理由を明示した上で，その疑いが消失するまで，もしくは回復がなされたと考えられる状態となるまでは当該業務からは除外すべきであろう．本人の同意が得られるよう意を尽くすが，困難な場合は業務命令として行うこともやむを得ない．

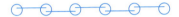

本項では，「お酒が止まらない」従業員は決して好きで飲んでいるわけではない，性格の問題というより依存症という病気の問題である，病気である以上適切な治療を受ければ回復が促進される，そのような従業員は少なくない，そのような従業員を回復させることは会社にとっても利益となる，といったことを述べてきた．依存症で苦しむ従業員への支援を考える際の一助となれば幸いである．

● 参考文献 ●
1) Osaki Y, Kinjo A, Higuchi S, et al.：Prevalence and Trends in Alcohol Dependence and Alcohol Use Disorders in Japanese Adults；Results from Periodical Nationwide Surveys. Alcohol Alcohol 51（4）：465-473, 2016.

4 アディクションとジェンダー

A. 物質使用行動の性別による比較

　女性たちは，男性と異なる生物学的環境に置かれている．男性には冒険や快楽とともに訪れる性的成熟が，女性には心身の不安定や苦痛を内包する半月ごとの心身の不調や激変として与えられる．声高に語られることはないが，女性たちはさまざまな方略でこれと戦ってきた．嗜癖薬物は，そのような武器の一つである．

　男性はリスク希求行動として，または社交生活の活性化を目的として娯楽的使用（recreational use）を始めることが多いので，アディクションへの移行は比較的少なく，進展の速度も遅い．女性は，抑うつや不安およびトラウマに対する自己投薬（self-medication）として，薬物使用を開始する人が多いために，使用頻度が上がりやすく，耐性のある薬物では量も増加しやすい．つまりアディクションへの移行は速い．このような薬物使用は，不安や抑うつなどに関連して，報酬系と情動をつかさどる脳神経系に生じた変化に対する，非適応的対処戦略とみなされる[1]．

B. 働く人々とアディクション

　働く人々にとってのアディクションは，ストレス解消法から始まる．労働に関わるストレスを，帰宅時の飲酒やパチンコで解消する．食べ歩きやウィンドウショッピングで解消する．生活や労働の妨げにならない限り，それらは歓迎され重宝されてきた．しかし，限界を超えてアディクションに発展すれば，困った事態が生じる．

　職場環境において，男性と女性は期待されることが異なる．男女雇用機会均等法が浸透しつつあるとはいえ，男性には組織人として会社に貢献し，いずれは管理職として運営に携わることも期待される．一方，日本の女性には，補助的な業務を期待されることがいまだに多い．頑張って働いても，ガラスの天井にさえぎられて地位の向上や昇給が妨げられる．

C. 過剰なストレスと脳神経系

過剰なストレスは，腹側被蓋野（VTA）の神経細胞に変化をもたらして，物質使用障害の罹患率を上げる．物質使用障害は，種々の精神疾患を合併する[2]．また，ストレスによってうつ病と不安障害の発症危険率が上昇し，これと物質使用障害の発症危険率には正の相関があることから，物質使用障害と気分障害に共通する脆弱性の存在が示唆される[2,3]．

D. 女性ホルモンの影響
～物質使用障害・気分障害・不安障害の発症を促進する因子～

前月経期に増加する女性ホルモン（E2：17ベータエストラジオール）は，エストロゲンに比較して，より大きな影響を腹側被蓋野の神経細胞に及ぼして，アルコールの摂取量を増加させる．この時期の女性は，E2によって，アルコールに対する報償系と正の強化の影響が拡張され，アディクションを発症しやすいという意味で脆弱である．E2は，その他の精神疾患の発症にも関与している[4]．働く女性たちは，職場のストレスと周期的な女性ホルモンの変化という重複する要因によって，物質使用障害だけでなく，うつ病や不安症にも罹患しやすいという脆弱性をもっている．

E. 女性たちの自己治療的なアルコール・薬物使用

現代の女性は，さまざまな役割を担うことが期待されている．出産と育児，高齢者の介護は，緩和されつつあるが，まだ女性が分担すべき役割と考えられている．保育園に入れない乳幼児がいれば，就職をあきらめるのは女性であり，男性ではない．病児の看病のために休暇を取り病院に付き添うのは女性であり男性ではない．かつては大家族と村落共同体の中で分担されていた種々の営みが，女性の担うべき役割として分類されている．働く女性たちには，このような負荷がかかっている．

1700年代の英国の女性たちが，透明な「ジン」を，1800年代の米国の女性たちが，アヘン系薬物を常用してきたのは，このような個別化と無縁ではない．日常生活における痛みを緩和し，抑うつや不安を軽減するために，アルコールなどの薬物が使用されてきたのである．米国では医師によってアヘン系薬物が処方され，1960年代以降，それはベンゾ系安定薬と鎮静薬にとってかわられた．

女性たちは，生理痛・肩こり・頭痛などストレス関連の症状を緩和し，不安や抑うつを治療する目的で，薬物を使用していることが多い．彼女たちは，鎮痛剤の他，アルコールやベンゾ

系の処方薬（ダウナー系）を使用しており，欧米ではヘロインの使用も一般的である．

　日本でも，女性がアルコールとともに処方薬を使用している．なかでも，ここ20年前後で女性の飲酒量は劇的に上昇している．彼女たちは，昼間仕事と家事と子育てを頑張って，夜はご褒美にアルコールをたしなむだけであるかもしれない．しかし，女性は男性より短期間・少量で依存症を発症し，肝硬変や糖尿病・大腿骨骨頭壊死などの身体的損傷も激しい．乳がんをはじめとした，がんの罹患者も増えている．

　頑張って，仕事も家事もこなしたい女性たちは，覚醒剤やコカイン（米国）を選択することもある．日本ではブロン®（鎮咳薬）を使用して，頑張る女性たちもいる．未成年は飲酒できないので，ブロン®にしたと述べる少女もいる．覚醒剤を食欲の抑制剤として使用する女性たちの目的は，美しく痩せた体を手に入れることであったりする．

事例紹介②

眠れなくてつい飲んでしまう女性［30歳代］

　ある晩ビールを口にしたAさん．その夜はぐっすり眠って翌朝さわやかな目覚めを経験した．以来寝酒が習慣となり，酒量は徐々に増えている．帰宅後，すぐにビールを飲み始めるが，いくら飲んでも眠りが浅く，熟眠感がない．うつうつとして元気がなく，「うつ病」になったのではないかと心配になった．飲酒によって「うつ病」に罹患すると聞いて，飲酒量を減らそうとしているが，眠れないのが怖くてつい飲んでしまう．

F. 娯楽的使用から始まる男性たちの薬物摂取

　男性は「立派な父親（夫）になって家庭を守る」という圧力にさらされる．職場では，会社組織に属して貢献し，いずれは管理職になって会社の運営に当たる地位につきたいと願う．男性は新奇希求性・リスク希求性に優れ，初期には冒険や楽しみを目的として薬物を使用（recreational use）することが多い．社交的な使用もしばしばであり，このような文脈で選択される薬物は，覚醒剤・危険ドラッグ・コカイン・マリファナ・LSD・PCPなどである．興奮や幻覚を体験するのが目的だからである．

　男性も，過剰なストレスによってうつ病や不安症を発症すれば，症状の緩和を目的として，アルコールやヘロインなどのダウナー系を選択する．いずれは使用頻度が上がり，使用量も増加して嗜癖から依存症へ進展する．日本の男性では，アルコールが最も多く選択され，風邪薬や鎮痛剤などの市販薬がこれに続く．若年者ではブロン®（鎮咳薬）を好む人もいる．

　依存症になれば，覚醒剤といえども楽しみではなく，仕事の成功や円滑な取引のために用いられる．依存症の者は，薬物が「自信のある男」を演出して，仕事を成功させると信じている．覚醒剤がなければ成功しないという思考にとりつかれると，やめることは難しい．

事例紹介 ③

物忘れを指摘された男性［50歳代］

もともと酒に強いのが自慢で，会社に貢献しているという自負もあるBさん．管理職として困難な局面を切り抜けるのは得意であったが，先日大事なアポイントを忘れて失敗した．最近，家族から物忘れをたびたび指摘されている．若年性認知症の原因の一つに，大量飲酒があげられているのを見て，ぎょっとした．

物質の使用を含まないアディクションで，男性に選択されやすいのはギャンブルである．断酒後に，ギャンブルにはまる男性は少なからず存在する．若年男性では，ネットサーフィンやゲームに時間を費やす傾向がある．帰宅後に，ほとんどの時間をネットやゲームに使っており，家族とのコミュニケーションが取れない男性が増えている．ネットショッピングに金銭を浪費する例も散見される．

G. 少女たちの変身〜摂食障害と買い物嗜癖〜

女性たちは，か弱く頼りなく従順なかわいい子どもとして育てられ，大人や男性を頼り従うことを期待される．しかし，子どもを産んで母となれば，強くたくましく気力と体力の充実した母親に変身しなければならない．少女たちは，このギャップにめまいを覚えて，思春期の入り口で立ち止まる．この屈折点を無事に通り抜けるには，さなぎになって変身する以外に方法がないかのように見える．

摂食障害は，この屈折点で立ち止まり，変身して母親（や成人）になることを恐れる少女に発症することが多い．彼女たちは連続した確かな自我を手放したくないのである．最初は拒食から始まり，のちに過食または過食嘔吐に進展する例が多い．アディクションの家族歴がある場合は，アルコールによる嘔吐を習慣とするうちに，アルコール依存症になる例も少なくない．実際，AA（alcoholics anonymous）の女性メンバーには，摂食障害から依存症へと進行した例が多い．

極端な痩せを目指す患者では，脳機能が損なわれ，判断力が低下する．彼女たちはしばしば，食べなければと思うのに食べられないと述べる．脂肪細胞から放出されるレプチンには，食欲を抑制する働きがあり，レプチンが減少すれば食欲に歯止めがかからない．食べても食べても満足できない自分に，患者たちは恐れをなし，食べ続ければ風船のように膨らんでしまうと恐れる．飲酒によって，この食欲に対処しようとすれば，栄養障害ともあいまって，大腿骨骨頭壊死や糖尿病などの疾病に罹患しやすく進行も速い．

物質使用以外で，女性に好まれるアディクションは，買い物嗜癖である．買い物嗜癖は高価

な品を次々に購入し，経済的破綻をきたして発覚する．高額なほど品物に執着する点は，ギャンブルに似ている．高額なブランド品を身に着けることは，他者との比較で自己評価を上げるのにときとして好都合な手段になることがある．摂食障害やアルコール依存症からの回復期に，買い物嗜癖が生じる女性は少なくない．

> **事例紹介 ④**
>
> **高額な買い物でイライラを鎮めた女性［30歳代］**
>
> 仕事と家事の両立に悩み，イライラしていたある日，ブランドものの新作バッグが目に留まったCさん．高額な商品であったが，カードをつくると即日そのバッグを家に持ち帰ることができた．職場やPTAでは，自分より高いバッグを持っている人がいないことを確認すると，「勝った」と感じる．以来，高額なブランド品を次々に購入し，カードの限度額を超えると，両親に支払ってもらっている．夫には知られていない．

H. アディクションの予防

　嗜癖や依存症を予防するためには，ストレスの解消や症状緩和の手段を限定しない工夫が必要である．飲酒・処方薬やゲームなど，「これさえあれば」という魔法の杖の一振りに頼り始めると，危険である．魔法が解けると現実に直面するので，いつまでも魔法の世界に住むはめになり，現実世界に戻ってこられなくなってしまう．

　すなわち，嗜癖薬物やギャンブル・買い物以外の方法に，意図的に取り組むとよい．ダンスやカラオケ・旅行などを手軽に楽しむ生活が望ましい．健康維持のために散歩やジョギングをすると気持ちも明るくなる．インドア派であれば，音楽鑑賞や読書，俳句や絵手紙などの趣味をもっているとよい．

　疼痛や症状の緩和には，自律訓練法やヨガ・ストレッチなども試していただきたい．ツボ押しや，アロママッサージなど，自分でできる方法を身につけておけば，薬物に頼りすぎる心配はないからである．

● 参考文献 ●
1) Becker JB, Perry AN, Westenbroek C : Sex differences in the neural mechanisms mediating addiction : a new synthesis and hypothesis. Biol Sex Differ 3 (1) : 14, 2012.
2) Koob G, Kreek MJ : Stress, dysregulation of drug reward pathways and the transition to drug dependence. Am J Psych 164 (8) : 1149-1159, 2007.
3) Polter AM, Kauer JA : Stress and VTA Synapses : Implications of addiction and depression. Eur J Neurosci 39 (7) : 1179-1188, 2014.
4) Vandeggrift BJ, You C, Satta R, et al. : Estradiol increases the sensitivity of the ventral tegmental area dopamine neurons to dopamine and ethanol. PLoS One 12 (11) : e0187698, 2017. PMCID : PMC5673180

5 アディクションのある人の家族に対する支援

アディクションの問題は，家族を巻き込み，その生活，人間関係，経済的問題，心理的な問題や身体的健康に大きなダメージを与える[1]．逆に，アディクション問題が生じることやその悪化に家族の関わりが影響している面があり，家族の対応を変えてもらうことで治療への導入や継続を促進することができる場合が多い[2,3]．産業保健において，うつ病などと同じようにアディクション問題に対しても積極的な支援が行われてほしいが，その阻害要因の一つとしては「否認」の問題があると思われる．アディクションが起きたとき最も切実に支援を求めているのは家族であり，家族の支援があることで，当事者の否認を越えて，早期に介入や支援を行うことが可能になる場合が少なくない．本項では，アディクションのある人の家族の心理や支援のポイントについてまとめた．

A. アディクションと家族関係

家族は，アディクションの発症や維持の心理学的な要因となるが，その経路としては，① 当事者の生育時における機能不全の家族環境がアディクションの開始につながる，② アディクションが生じたときの家族の不適切な対応が，問題を継続・増悪させる，③ アディクション問題に巻き込まれた家族が，強いストレスを受けて，子どもへの適切な対応ができなくなる，という3つがあり，これらが組み合わさっている．

1 成育時の家族環境が後のアディクションを生じる要因となるという視点

生育時における当事者と養育者や親との関係性および，それが青年期以降のアルコールや薬物使用とどのような関係があるかが調べられている．成育期に親子間に安定したアタッチメント（愛着）関係がもてなかったことや，虐待などの児童期のトラウマ体験に曝露されることが，後のアディクションを生じる確率を上げることが実証されつつある[4]．その心理的な機序の一つとしては，トラウマやアタッチメントの問題をもつ児童の場合，自尊心・感情調節能力・対人関係能力の不足や歪みが定着し，これがもとになった葛藤や不快な情動を処理するのに薬物，アルコール，ギャンブルに頼ってしまうという成り行きが想定されている．また，依存症臨床の現場で見出されてきた概念として，Adult Children of Alcoholics（ACOA）がある[5]．これは，アルコール依存症の親の家庭で成長して成人となった子どもがアルコール依存症を生じ

る場合が多いという知見がもとになっている．この概念は拡張され，アルコール依存症の親をもつ場合でなくても，家族のコミュニケーションに問題がある「機能不全家族」の場合，子どもにアディクションやその他の問題行動を生じることが確かめられ，そうした事例をAdult Children of Dysfunctional Family（ACOD）や，単にAdult Children（AC）と呼ぶようになった[3]．

　家族内で感じた苦しい体験やその記憶を回避し，乗り越えるための心理的対処法としてアディクションが使われるという視点とは別に，家族の飲酒やギャンブルを子どもが見ることで，直接学習するということも指摘されている．薬物乱用の場合も兄弟などから習ったという事例はよくみられる．また，薬物乱用そのもののやり方は非行仲間から習う場合が多いが，こうした非行集団への接触やその影響の受けやすさに，家族問題が背景要因として作用していることも指摘されている[6]．和田ら[7]は全国の中学生を対象とした研究により，薬物乱用経験のある少年では，それがない少年に比べて，両親の不和，親の養育態度の問題，学校不適応の状況が生じている場合が多いことを示した．WadeとBrannigan[8]はパス解析により，「家族との"アタッチメント"」が築けていないことは，「非行仲間への"アタッチメント"」が強いことや「学校への"アタッチメント"」が弱いことを媒介して，物質乱用を含む危険な行動の増大に関与することを示した．

2 アディクション問題への家族の不適切な対応が，かえって問題を継続・増悪させるという視点

　いったんアディクションの問題が開始された後の家族の対応が，アディクションを増悪・継続させてしまう面も注目されている．アディクションにより生じた問題の尻拭いなどの過保護・過干渉な対応を行うことで，結果的に飲酒や薬物使用，ギャンブルなどを継続させる結果につながる場合，これをイネイブリング enabling（＝飲酒や薬物使用，ギャンブルの継続を「可能にする＝enable」こと）と呼ぶ[9]．こうした関わりが継続すると当事者のアディクション問題を受け止めるチャンスを奪い，「子ども扱い」することで依存葛藤的な心理を刺激し，アディクション行動を助長してしまう．

3 アディクション問題による家族関係へのダメージ

　当事者のアディクション問題がもとで，家族がこれに心身の問題（ストレス，うつや不安，トラウマ症状），社会的な問題（経済的問題，社会的な孤立など）をもつようになる．そのことで家族関係がさらに混乱して，当事者にも良い関わりができなくなる．表1-5-1はアルコール薬物依存症の家族の調査[1]およびギャンブル問題の家族の調査[10]をもとに，家族が経験したアディクションに関連する問題と，その生涯経験率を示したものである．

表 1-5-1 家族から見たアディクションに関連する問題（調査時までに経験したもの）

	アルコール依存症のある人の家族の回答		薬物依存症のある人の家族の回答		ギャンブル障害のある人の家族の回答	
当事者の問題行動	身体問題	41%	就労しない・続かない	57%	経済的困難（浪費，借金）	86%
	うつ状態	25%	身体問題	52%	家庭不和，別居，離婚	63%
	脅しや言葉の暴力	21%	幻覚妄想	39%	うつ状態	44%
	家庭不和，別居，離婚	17%	うつ状態	37%	脅しや言葉の暴力	42%
	飲酒運転	17%	脅しや言葉の暴力	32%	異性関係の問題	26%
	就労しない，続かない	16%	ギャンブル問題	26%	DV や親への暴力	23%
	経済的困難（浪費，借金）	15%	摂食障害	21%	子ども虐待	21%
	幻覚妄想	10%	自傷・自殺企図	18%	飲酒運転	16%
	DV や親への暴力	9%	親への暴力	17%	犯罪	14%
	ギャンブル問題	8%	犯罪	16%	自傷・自殺企図	12%
	自傷・自殺企図	5%	DV や親への暴力	8%	幻覚妄想	11%
	子ども虐待	5%	子ども虐待	2%	就労しない，続かない	4%
	犯罪	3%				
家族の状況	生活や仕事がうまくいかなくなった	33%	体調の悪化	67%	借金の肩代わり	84%
	うつや不安を生じた	26%	うつや不安を生じた	67%	500 万円以上の借金の肩代わり	31%
	体調の悪化	25%	生活や仕事がうまくいかなくなった	53%		
	金銭的に苦しくなった	3%	金銭的に苦しくなった	50%		

［文献 1) と 10) より作成］

B. 家族への支援のポイント

依存症の家族への支援としては，以下の 4 つのポイントにまとめられる．
① アディクションが病気であることの理解を助け，相談・援助機関へつなぐ
② 家族の関わり方を変えることで本人の治療の開始や継続を動機づける
③ 家族自身の精神健康への支援
④ 長期的な回復・再発予防について

1 アディクションが病気であることの理解を助け，相談・援助機関へつなぐ

家族にアディクションを，「依存する物質や行動のコントロール障害＝病気」として理解してもらうことが重要である．依存症は「病気」であるという理解がないと，家族は飲酒や薬物やギャンブルによるトラブルを減らそうと，本人にやめるように約束させては裏切られることを繰り返し，一方でその尻拭いをしてしまうことが多い．当事者はアディクションであるから当然やめられず，嘘を重ねる結果となり，責められる中で自尊心の低下やストレスの蓄積を生じ，それがさらに使用の継続につながってしまう．アディクションを「悪いこと」「性格や意思の問題」とする道徳モデルから，病気モデルとしてとらえ直すことが重要である．道徳モデルをもとにしていると，問題行動をやめられない当事者を責めるか，やめさせられない自分を

責めることが多くなる．病気モデルをもとにすれば，当事者と家族のどちらかに悪者がいるのではなく，依存症という病気を"共通の敵"として対応する治療協力者になってもらえる可能性が開ける．産業保健現場で，働き手にアディクションの問題がありそうな場合，当事者のみならず家族にアルコール依存症，薬物依存症，ギャンブル障害という病気について教え，スクリーニングテストなどの評価を行い，その可能性が高い場合には精神保健福祉センターや専門的な相談機関につなぐことが重要になる．

厚生労働省の調査[1]によれば，家族は本人のアディクション問題に気がついてからも，情報不足や社会の偏見に阻まれ受診まで何年もかかり，ようやく精神科にたどりついてもアディクションが専門でないからと断られるのみで，解決の方法を教えられない場合が多いことが報告されている．こうした対応を行うことは，治療開始のせっかくのチャンスをつぶしてしまい，当事者の問題の重篤化を招くものである．われわれ医療者がアディクション問題を抱えた家族に出会った場合の対応としては，まず家族の直面している困難に耳を傾け，そうした困難を抱えながらも頑張ってきた家族の努力や，社会的偏見などを越えて相談にやってきた勇気に敬意を示すことである．援助者がアディクション治療を専門にしていない場合でも，専門病院や自助グループなどの関連機関の情報提供をすることは最低限行うべきである．

2 家族の関わり方を変えることで本人の治療の開始や継続を動機づける

当事者のコントロール障害の要因は，酒や薬物あるいはギャンブル刺激の曝露による脳機能の不全（快感神経の機能低下，前頭葉機能の低下など）および，依存対象への条件づけなどが影響しているとされる．アディクション当事者の認知としては，こうした依存に関連する衝動に引っぱられ，アディクション行動を最優先にして他の価値を後回しにする「依存症の考え方」と，依存に巻き込まれておらず，自分の感情や行動のバランスを取ることを考えられる「自律的な考え方」の２つが共存していると考えることができる．「依存症の考え方」は快感に随伴した手続き記憶であり，いったんできると完全になくなることはない．図 1-5-1 に示すように，家族の関わりを考える上で，どうすればこの当事者の２つの認知（考え方）を強化することにつながるかを，家族に考えさせることが有効である．

家族に対して当事者への関わり方を教える場合の具体的なポイントは，以下の通りである．

① 家族は当事者の問題について尻拭いをせず，無理な要求を断るなど過干渉な方法から手を引くことにより，当事者自身がアディクション問題を病気として受け止められるようにすること．

② 当事者自身の回復を家族として心から願っていることを肯定的に伝えること．

③ 飲酒や薬物やギャンブルをやめることを強く説得しても効果がなく，それよりは依存症という病気に対する治療に具体的な取り組みを勧めること（具体的に病院や自助グループについて伝えることも含む）．

④ 回復への努力は本人自身が担うべきものであり，家族としてそうした本人の試行錯誤

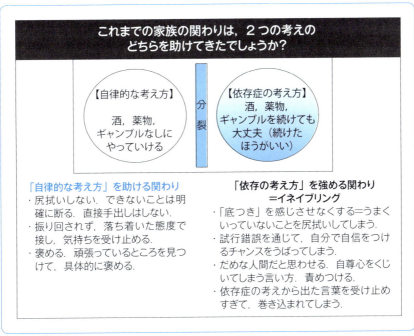

図 1-5-1　当事者の自律性を高める関わりと，依存性を助長する関わり

を伴う努力を落ち着いて見守る姿勢をもつこと．

　さらに，近年日本に紹介されている CRAFT（Community Reinforcement and Family Training：コミュニティ強化と家族訓練）は，家族が当事者に関わる場合のコミュニケーションスキルの訓練の仕方を提示している[3]．筆者自身も，家族に対する自作の心理教育プログラムを行うことで，「無理な要求を断れる」「落ち着いて話せる」「本人なりに人生を切りひらいていくことができると信じられる」などの，本人への良い関わりを行う自信が向上することを確認している[4]．

　また，成瀬ら[1]によれば，家族のコミュニケーションを改善するのには，断酒会や依存症の家族会の利用が非常に有用であった．これらの会を使用している家族は，そうでない家族よりも当事者への良い関わりが増え，良くない関わりが減っており，その傾向は家族会への参加期間が長い人ほど明確であった．援助者以上に，同様の立場にある家族同士の関わりが，家族のコミュニケーションを改善する効果をもつと考えられる．援助者は積極的に，家族を家族会や断酒会につなぐことが重要であろう．

3　家族自身の精神健康への支援

　家族の精神健康について，K6という心理尺度で測定した結果，アルコール依存症者の家族も薬物依存症者の家族も，4割以上の者が，精神健康が低下した状態であることが示されてい

る[11]．さらに図 1-5-2，図 1-5-3 に示すように，アルコール依存症や薬物依存症の家族では，精神健康の低い群は，高い群よりも，当事者への肯定的な関わり方が有意に少なく，否定的な関わり方が多い[11]．家族の当事者に良い関わりをもてない場合には，家族自身が当事者の問題に遭遇して，精神的に参っていることが影響していると考えられる．つまり，精神的に余裕がないがゆえに，その不安や恐怖心をぶつけてしまったり，逆に当事者の要求に従ってしまうことが多い．これにより，家族が当事者に良い働きかけを行う上では，メンタル面への支援は必須であるといえる．この点を考慮せずに，援助者が家族の良くない対応を責めると，家族を追いつめるのみでなく，当事者への否定的な関わりを行う悪い見本になってしまう可能性がある．逆に援助者が，家族自身の気持ちを受け止める「安心の基地」として機能すれば，それが良い見本になり，家族が本人の気持ちを受け止めながら支援を進める関わりのモデルになる．

　家族が自分の仕事や活動をやめて，当事者への支援に自分の時間をすべて当てようとする場合は，自分の生活や生きがいは大事にして，心身の安定を図るほうが当事者への関わりも柔軟にできるし，当事者から見ても家族が自分のために苦しい状況になっていると思うよりも，元気な生活を維持しているほうが気楽で前向きな気持ちにつながることを示すほうがよい．また，より具体的に，家族に呼吸法や運動や好きな活動などのストレス対処法を勧めることも役立つ．他人に話を聴いてもらうことが最高のストレス解消であるが，アディクション問題を知らない

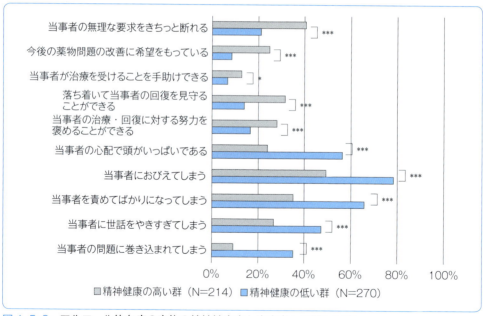

図 1-5-2　アルコール依存症の家族の精神健康度と当事者への関わり方

　　精神健康度の低い群（K6 得点が 9 点以上）と精神健康度の高い群（K6 得点が 9 点未満）を比較した．検定は直接確率法で，*：$P < 0.05$，**：$P < 0.01$，***：$P < 0.001$．当事者への関わり方は各項目を肯定した人の割合を示している．　　　　　　　　　　　　　　　　　［文献 1）のデータをもとに作成］

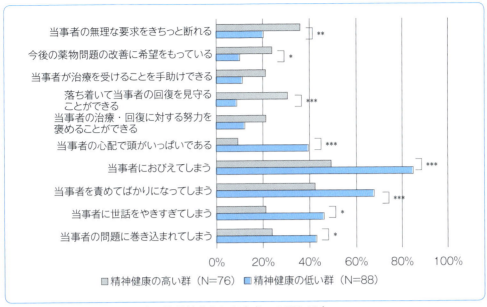

図 1-5-3　薬物依存症の家族の精神健康度と当事者への関わり方
　　　　精神健康度の低い群（K6得点が9点以上）と精神健康度の高い群（K6得点が9点未満）を比較した．検定は直接確率法で，＊：$P<0.05$，＊＊：$P<0.01$，＊＊＊：$P<0.001$．無印は有意差なし．当事者への関わり方は各項目を肯定した人の割合を示している．　　　　　　　　［文献1）のデータをもとに作成］

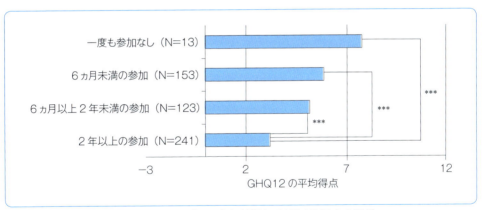

図 1-5-4　薬物依存症の家族グループへの参加状況と GHQ12 得点の関係
　　　　＊＊＊：$P<0.001$（Boferroni 法）
　　　　GHQ12：General Health Questionnaire 12 項目版．精神健康状態の低下状況の指標としても用いられる．　　　　　　　　　　　　　　　　　　　　　　　　　　　　［文献1）より引用］

人に話すのは困難であり，まずは精神保健福祉センターや医療機関，保健所，マック・ダルクなどが開催しているアディクションの家族会・家族教室，あるいは家族も参加できる自助グループ（断酒会，アラノン，ナラノン，ギャマノンなど）につなぐことが役立つ．そうした家族活動に参加している家族ほど，精神健康状態が良いということが示されている（図 1-5-4 参照）．

4 長期的な回復・再発予防への支援

　本人がアディクション行動をやめた後に，アディクション問題の下に隠れていた家族関係の問題や感情的な問題が出てくる場合や，別のアディクションに移る場合も少なくない．治療者は，アディクションの回復は酒や薬物やギャンブルをやめることが最終目標でなく，そうしたものなしに生活や人間関係をやっていく力をつけ，心の中の整理や生きがいを見出していくことにあることを伝えていく必要がある．家族は仕事などに早く就いてほしいと望むが，急ぎすぎると，かえって，回復のためにつながっていた医療や相談機関に行くことをやめてしまうことや，ストレスなどでアディクションを再発することがあるので，家族には治療と社会復帰の両方をバランスよく進める必要があることを説明する．

　家族は，再発を恐れるあまり，監視的な応対をして，かえってそれが刺激になり再使用を招く場合もある．治療者は，家族の不安に共感を示しながらも，不安をぶつけるよりもやめる努力を褒めるほうが有効であること，一度の再使用＝全般的な再発ではないので，再使用があっても治療者に相談しやり直せばよいことなどを伝える．家族の中には，当事者がある程度回復すればそれで目的は果たしたと考える人もいれば，アディクション問題への関わりを機にして，12ステップ型の自助グループなどを用いて家族自身の生き方をより広い視野から見直していく人もいる．後者では，共依存やACといった概念（これは診断ではなく，家族自身の心の問題に気づくきっかけになる見方であるといえる）をもとに，自分なりの心の成長を果たしていく人も多い．ただし，これは医療を超えた生き方の問題であり，家族それぞれの考えで行っていくものといえる．

C. 産業精神保健での依存症家族への具体的な支援

　産業精神保健場面においても，前述したポイントをもとに家族への予防的な情報提供や早期介入，治療・相談機関での治療，復職などの長期的なリハビリへの支援という状況に分けて，家族に対する支援のポイントを整理する．

1 依存症の予防や早期発見，治療導入へ

　アディクションの当事者は自分自身の問題を受け止めることが難しいので，産業精神保健場面では，職場での様子や健康診断の結果などから，これを見出すことが多い．啓発的な心理教育を行ったり，スクリーニングテストなどを行うことも有用であるが，これも当事者の受け止めがある程度必要になるので，家族の力を借りることができれば，早期の発見や相談への導入につながる．たとえば，健診結果などからアルコール薬物による身体障害（γGTP高値，肝障害，膵炎，高血圧，糖尿病，貧血など）がわかった場合に，家族と協力しながら健康管理や専門機関への治療を勧めていくことが役立つ．他にも，精神症状（うつ症状，幻覚妄想，不眠

など）や，対人関係上の問題，あるいは職場で直接アディクションに関わる問題行動（飲み会での無茶飲みや，飲酒運転，ギャンブルによって同僚から借金をする行動など）について，職場と家族の両方から，アディクションの兆候の発見やその是正の働きかけによる予防を行う．そして，当事者に取り組ませた上でそれでも制御が難しい場合は，依存症の可能性があるので専門機関へ行ってほしいという話をしていき，また酒や薬物やギャンブルが続いた場合には精神保健福祉センターや医療機関に行ってもらう．こうした過程において，家族に寄り添ってもらうことが有用である．

しかし，家族が本人以上にアディクションということを受け止めずに，依存によって生じた問題の尻拭いをしてしまったり，治療導入を阻害する場合もある．その場合は，とにかくまず家族に精神保健福祉センターでの家族教室などに行って勉強してもらったり，それも無理であれば，むしろそうした家族との距離を取るように当事者に言わざるを得ない場合もある．

2　相談・治療の支援の継続への家族の援助

アディクションの相談，治療は，いったん相談に行けばすぐに解決するというわけではない．必要に応じて，外来や入院あるいは医療機関以外の回復施設や自助グループへつなぐことになるが，その場合も途中でやめてしまうことを繰り返していく中で，次第に治療を受け入れていく場合が多い．その過程について，家族が理解して支援継続をすることが大きな意味をもつ．

当事者は病院や自助グループに行っても，「そんなの意味がなかった」「もっとひどい人ばかりがいたので自分とは違った」「もう治ったから大丈夫」などと言い出すことが少なくなく，家族がこれに巻き込まれないことが重要である．そのためには家族が家族教室や家族会，家族のための自助グループなどに行き続けて，勉強をしていくことが重要であることを伝える．家族はどうしても酒や薬物やギャンブルをやめているかどうかのみに注目しがちだが，依存行動をやめることは回復の出発点に過ぎない．依存対象を用いない状態で心身の健康や感情のバランス，人間関係を再構築していくことが重要であり，多少の成功・失敗があっても治療の場につながり続けることを，家族として援助していくことが重要であると示す．また，やめ始めること以上にやめ続けることが大変であることを伝え，断酒・断薬やギャンブルの停止をしている当事者に対して，やめていて当たり前のような言い方をしないで，一日一日やめ続けている努力を称賛していくことが重要であることもわかってもらうべきである．

3　復職などのリハビリにおける長期的支援

アディクション当事者が，相談や援助を受け，依存対象となる酒，薬物，ギャンブルからある程度離れられた後では，仕事やその他の活動を行うことを目指す気持ちが当事者にも家族にも湧いてくる．しかし，先に述べたように，仕事などに戻ることが依存症の再発につながらないように，バランスをとることの重要性を家族や当事者にわかってもらう必要がある．復職の手順を踏みながらも，その時期や仕事内容を工夫するとともに，医療や自助グループなどとの

関わりが継続できるよう配慮してもらえるとよい．

　通常の社会復帰と異なる路線として，ダルクやマックなど，自助的な機関における回復者カウンセラー（以前アディクションをもっていた者として自分の回復を進めながら，当事者の相談に乗るスタッフ）としての就労を行うという方法が使われることがある．また，こうした回復者カウンセラーを経験してから，通常の就労につく場合もある．こうしたアディクションならではの方法もあるので，産業保健の専門家は，アディクションを専門とする医療や相談機関のスタッフと情報交換をしながら，リハビリを進めることがよいと思われる．

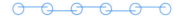

　アディクション問題は，家族関係の問題の原因であり，また結果にもなっている．このように相互に結び付いていることが多いだけに，アディクション問題の介入において，家族に対する働きかけを行うことが回復のカギになることが多い．アディクション問題の発見，相談の開始，長期的な回復支援のどの段階においても，家族の協力は大きな助けになる．家族だけが来所や相談をしてもしょうがないと考える治療者がいるが，これは間違っており，ほとんどの事例が家族の支援から始まっている．家族にアディクションという病気を理解してもらい，当事者への働きかけを変えることが，当事者の症状や治療動機に大きな影響を与える場合が多い．一方，家族はアディクションに巻き込まれて，生活の破壊や心身の不調を経験している「当事者」でもあるといえ，こうしたダメージが深い場合には，良い関わりがすぐにはできないことが多い．援助者は，家族に当事者への関わりを変えてもらおうとしてそれがうまくいかない場合に，家族を責めるような言い方になってしまう場合があるが，家族自身のつらさを十分に理解して，まずは家族のケアを優先してほしい．

　最後に，家族が苦しむことの一つに，社会におけるアディクションに対する無理解や偏見があることを指摘したい．アディクションは，うつなどの精神障害以上に偏見をもたれやすい面があり，飲酒や薬物摂取やギャンブルを繰り返してしまうのは症状であるのにも関わらず，当事者や家族が道徳的に問題があるかのように糾弾する考えがもたれがちである．家族自身もそうした偏見をもってしまっていることもあり，「世間様に迷惑をかけた」という意識が相談に行くことを難しくしている．産業保健の分野でも，うつ病に比べれば，病気として支援の対象であるという考えが十分に共有されていない面があると思われる．職場のメンタルヘルスの専門家は，家族が苦しんでいる社会的な偏見を理解し，家族に関わるときには「本当に大変でしたね」「そんな中で，よく相談に来てくれました」「依存症は回復できる病気ですよ」と言ってあげて，援助を進めてほしい．

● **参考文献** ●

1) 成瀬暢也, 西川京子, 吉岡幸子, 他:アルコール・薬物問題をもつ人の家族の実態とニーズに関する研究. 平成20年度障害者保健福祉推進事業 依存症者の社会生活に対する支援のための包括的な地域生活支援事業(主任研究者 樋口進)分担研究報告書. 2009.
2) Copello A, Orford J : Addiction and the family : Is it time for services to take notice of the evidence? Addiction 97 (11) : 1361-1363, 2002.
3) Smith JE, Meyers RJ : Motivating Substance Abusers to Enter Treatment : Working with Family Members. The Guilford Press, 2004.
4) 森田展彰:トラウマとアタッチメントの視点から見たアディクションの心理機序と援助. 精神科治療 29 (5): 593-601, 2014.
5) 吉岡隆 編:援助者のためのアルコール・薬物依存症Q&A. 中央法規出版, 1997.
6) Thornberry T, Krohn M : Peers, Drug Use, and Delinquency. Handbook of Antisocial Behavior. p.218-233, John Wiley & Sons, 1997.
7) 和田清, 近藤あゆみ, 高橋伸彰, 他:薬物乱用に関する全国中学生意識・実態調査(2004年). 平成16年度厚生労働科学研究費補助金(医薬品・医療機器等レギュラトリーサイエンス総合研究事業)研究報告書「薬物乱用・依存等の実態とその社会的影響・対策に関する研究」(主任研究者:和田清). p.17-87, 2005.
8) Wade TJ, Brannigan A : The Genesis of Adolescent Risk-Taking : Pathways through Family, School, and Peers. Can J Sociol 23 (1) : 1-19, 1998.
9) 信田さよ子:苦しいけれど, 離れられない 共依存・からめとる愛. 朝日新聞出版, 2009.
10) 森田展彰, 新井清美, 田中紀子, 他:分担研究「ギャンブル障害のある者の家族に対する支援ツールの開発」, ギャンブル障害の疫学調査, 生物学的評価, 医療・福祉・社会的支援のありかたについての研究. 長寿・障害総合研究事業 障害者対策総合研究開発事業(精神障害分野). 2018.
11) 森田展彰:依存症家族の精神健康・コミュニケーション問題の実態とその支援. 日アルコール関連問題会誌 18 (2): 33-38, 2016.

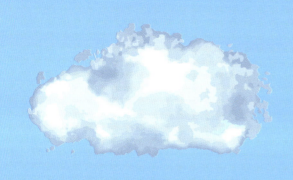
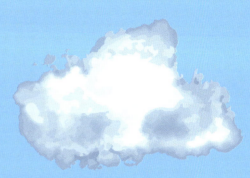

第2章
職場におけるアルコールの問題

1 労災,職業性ストレス,ストレスチェック制度との関連

A. わが国におけるアルコール問題と職場との関連

わが国では,戦後の高度経済成長とともにアルコール消費量が急激に増加した.国税庁の報告によると,成人1人当たりの酒類消費量は1992(平成4)年度をピークに減少傾向にあるものの,これまでの飲酒人口の急激な増加に伴い,アルコールによって引き起こされるさまざまな問題が浮き彫りになっている.

アルコール問題には,アルコール使用障害などの精神的健康問題,アルコール性肝疾患などの身体的健康問題,飲酒によって引き起こされる暴力,虐待,失業などのさまざまな生活上の問題などが含まれるが,とりわけ,労働者においては,生活時間の多くを職場で過ごしていることから,仕事上の支障や困難のかたちで事例化しやすい.職場にとっても,アルコール問題は,アブセンティーズム(absenteeism),プレゼンティーズム(presenteeism),事故(社会的責任を伴うものも含む)などにつながる事項が多く,リスク管理,生産性の維持の面から軽視できない.

本項では,労働災害(以下,労災),職業性ストレス,ストレスチェック制度の3つを中心に,アルコール問題との関連やその対策について紹介する.

B. 労災とアルコール問題

不適切な飲酒は,前述したように,職場においてさまざまな問題を引き起こす.健康障害による休業あるいは頻回欠勤,ハラスメント,生産性の低下,モラルの低下などがよく指摘されるが,海外では労災事故との関連についての報告も多い[1].わが国においては,労災事故あるいはそれに類するような外傷と飲酒との関連を調査した報告はほとんどみられないが,この実情は両者の関連が希薄であることを意味するわけではない.血中アルコール濃度が低い水準でも,飲酒は運転の安全性と関連する反応時間,トラッキング,注意力,視覚機能,運転技術に影響を及ぼすことが報告されており[2],それらは日本人に限って当てはまらないとは考えられないからである.したがって,労災事故などを抑止する点からも,不適切な飲酒の未然防止対策はそのあり方を検討されるべきである.

他方，1990年代半ば頃より，職業性ストレスを主因とする精神障害が注目されるようになり，1999（平成11）年の「心理的負荷による精神障害等に係る業務上外の判断指針」公表後は，うつ病などの精神障害が労災として認定される件数が急増している．労災認定の対象となる精神障害は，ICD（国際疾病分類）-10第V章「精神および行動の障害」に掲げられているものであるが，実際には主としてそのF2〜F4に分類される精神障害となっている．「アルコール使用による精神および行動の障害」が含まれるF1に分類される精神障害については，他の認定基準により頭部外傷，脳血管障害，中枢神経変性疾患等器質性脳疾患の業務起因性が判断された上で，その併発疾病などとして認められるか否かが個別に検討される．また，精神障害が労災認定されるための要件の一つとして，業務以外の心理的負荷および個体側要因により当該精神障害を発症したとは認められないことが挙げられているが，この個体側要因として，アルコールの依存状況が評価されることになっている．依存傾向が軽度でも，身体的に不眠，食欲低下，自律神経症状が出現したり，逃避的，自棄的衝動から自殺行動に至ったりする場合があるとされていることから，多量飲酒や不適切な飲酒がみられていた例では，労災認定がなされにくくなる可能性がある．アルコール使用障害は，他の多くの精神障害に併存することが報告されている点からも，以上の点には注意が必要である．

C. 職業性ストレスとアルコール問題

　労働者における職業性ストレスとアルコール問題（主にアルコール摂取量やアルコール依存症）との関連は，疫学研究などによって調査されてきた．ここでは，古典的な職業性ストレスモデルである「仕事の要求度-コントロールモデル」[3]，「努力-報酬不均衡モデル」[4] に加え，職業性ストレスの新しい概念として注目されている「組織的公正」[5] にも焦点を当て，アルコール摂取量およびアルコール依存症との関連について，現在までに得られている知見をまとめる．
　Heikkiläら[6]は，ヨーロッパの4つの大規模コホート研究（対象約4.9万人）の縦断データを用い，仕事の要求度-コントロールモデルに基づき，仕事のストレイン（仕事の要求度とコントロールの組み合わせで評価されたストレス）が，その後のアルコール摂取量〔アルコール10gを1ドリンクとし，1週間当たりの摂取量によって対象者を非飲酒者，適量飲酒者（男性：1〜21，女性：1〜14ドリンク／週），中程度飲酒者（男性：22〜27，女性：15〜20ドリンク／週），多量飲酒者（男性：>27，女性：>20ドリンク／週）の4群に分類〕に及ぼす影響をメタ分析によって検討している（追跡期間は2〜9年）．特に，本研究では①非飲酒者および適量飲酒者が仕事のストレイン（ベースライン時点の状況やその経年変化）によってアルコール摂取量が増加する（中程度飲酒者または多量飲酒者になる）かと，②中程度飲酒者および多量飲酒者が仕事のストレインによってアルコール摂取量が減少する（非飲酒者または適量飲酒者になる）かの2つに焦点が当てられているが，いずれにおいても，ベースライ

ン時の仕事のストレインやその経年変化とアルコール摂取量との間には，明確な関連は認められなかった．

　SiegristとRödel[7]は，職業性ストレスと健康リスク行動との関連を検討した疫学研究のレビューを行い，その中で，努力-報酬不均衡（高努力-低報酬状態）とアルコール依存症（CAGE: Cut down, Annoyed by criticism, Guilty feeling, Eye-opener で評価）との関連を調べた1つの縦断研究（平均追跡期間は5.3年）と，アルコール摂取量との関連を調べた2つの横断研究を紹介している．その結果，縦断研究では，男性において，努力-報酬不均衡がその後のアルコール依存症と有意に関連していたが，2つの横断研究では結果が一致しておらず，努力-報酬不均衡とアルコール問題との間にも明確な関連があることは確認されていない．

　Kouvonenら[8]は，フィンランドで実施されている大規模コホート研究（10-Town Study）の縦断データ（対象約1.5万人）を用い，組織的公正〔手続き的公正（職場組織における意思決定の手順に関する公正性）と相互作用的公正（上司の部下に対する公正な態度）〕が，多量飲酒（≧21ドリンク／週）に及ぼす影響を検討している（平均追跡期間は3.6年）．その結果，ベースライン時に手続き的公正および相互作用的公正が低いと回答した群は，高いと回答した群に比べ，その後の多量飲酒のリスクが有意に高かったが，そのオッズ比は約1.2であり，必ずしも影響が大きいとはいえない．また，1つの研究に基づく知見であることからも，組織的公正とアルコール問題との関連について明確な結論を出すには，さらなる知見の蓄積が必要である．

　わが国においても，職業性ストレスと飲酒，アルコール問題との関連を検討した研究が複数行われているが，まとまった結果の一致をみていない[9]．すなわち，職業性ストレスと飲酒量，アルコール問題との間には，一部で有意な関連性が示唆されるものの，それは一般に語られるような「仕事のストレスのせいで，飲酒量が増える」といった単純なものではなく，業種，職務内容をはじめとする影響因子を多く含んだ複雑な関係であるといえよう．たとえば，仕事の要求度-コントロールモデルについていえば，仕事量が増大すると残業時間が長くなり，飲酒時間が制限されるかもしれない．コントロールが増すと，逆に飲酒機会が得られやすく，不適切な飲酒が助長される場合もあろう．また，上司や同僚の支援（社会的支援）が十分に得られている状態では一般にストレスが軽減するとされており，その結果，多量飲酒を抑止すると考えられるが，いわゆる「ノ（飲）ミュニケーション」の機会が多ければ，それによって飲酒量が増す場合もあろう．

　こうしたことから，職業性ストレスを軽減する活動は，アルコール問題の抑止を主目的としては推進が難しい．しかし，当該活動を他のメンタルヘルス不調を防止するために実施する中で，それがアルコール問題に与える影響を追視するのは意義深いといえる．

17. ストレスチェック制度とアルコール問題

2014（平成26）年6月25日に公布された「労働安全衛生法の一部を改正する法律」に基づき，2015（平成27）年12月1日より，常時50人以上の労働者を使用するすべての事業場において，「ストレスチェック制度」を実施することが義務づけられた．本制度では，1年以内ごとに1回，労働者に対する心理的な負担の程度（仕事のストレス要因，周囲のサポート，心身のストレス反応）を把握するための検査（自記式調査：以下，ストレスチェック）を行い，その結果をもとにして「高ストレス者」を選定して，高ストレス者に対しては，医師による面接指導を実施することが義務づけられている．

これまでの活動に加えて，このストレスチェック制度を活用し，アルコール対策を推進することも可能であろう．しかし，その際には，「ストレスチェックは精神疾患のスクリーニングが目的ではない」ことに留意する必要がある．つまり，各事業場で独自にストレスチェックの項目を設定する場合，その中にアルコール使用障害などのスクリーニング検査を含めることは適切ではない．ストレスチェックと同時にそれを行う場合には，対象者に十分な説明を行うとともに，事後措置の流れも確定しておくべきである．

現時点でストレスチェック制度を活用した有効性の高いアルコール対策が確立されているわけではないが，最も現実的なのは，高ストレス者に対する医師による面接指導の機会に，アルコール問題の有無を評価する活動であろう．前述の通り，職業性ストレスとアルコール問題との間に明確な関連は確かめられていないが，一般に心身の強いストレス反応には，その背景にアルコール問題が潜んでいる場合も少なくないため，高ストレス者に対してアルコール問題の有無を評価することは，妥当な指導を行う上で非常に重要である．職場においては，当該労働者に「アルコール使用障害」などの医学的診断を正確につける（疾病性を確認する）ことよりも，飲酒によって職場で何らかの問題が生じているかどうかに着目（事例性を評価）し，実際に問題が生じている場合，適切な対応を行うことが求められる．職場においてアルコール使用障害者にみられやすい問題行動を表2-1-1にまとめた[10]．

しかし，医師による面接指導は，あくまでも高ストレス者本人からの申し出を受けて実施されるものであり，必ずしもすべての高ストレス者がその対象となるわけではない．そのため（事業場規模や産業保健体制の構築状況にもよるが），面接指導の申し出という正式な手続き以外でも，日常的な活動の中での産業医による相談対応，保健師，看護師，精神保健福祉士，あるいは公認心理師，臨床心理士，産業カウンセラーといった心理職などによる相談窓口の開設によってそれを補完することが勧められており，そうした場でもアルコール問題に関する評価が行われる体制づくりが望まれる．

また，わが国では，職場のコミュニケーションツールの一つとしてアルコールが活用される場面が少なくない．他方，飲酒問題に寛容な職場風土のもとでは，労働者の飲酒量が増大する

表 2-1-1　アルコール使用障害者にみられやすい問題行動

［出勤状況］
- 常習的な遅刻・無断欠勤が目立つ（特に休み明けや金曜日の欠勤が目立つ）

［業務内容］
- 仕事のミス，事故，怪我が増加している
- 作業能力，生産能率，就労意欲の低下がみられる
- 会社の重要書類を置き忘れる

［対人関係］（主に飲み会などの場で）
- 飲酒時に性格や言動が別人のようになり，問題を起こす（例：暴力事件を起こす）

［社内での様子・言動］
- ろれつが回っていない
- 物忘れがひどい（つい先ほど言われたことや，行ったことを忘れる）
- いらいらして動悸がみられる

［外　見］
- 勤務中に酒の臭いがする
- 汗を多量にかいている
- 赤ら顔である
- 手指の震えがみられる

注）上記の問題行動がみられたとしても，アルコール使用障害であると判断することはできない．そのように判断するには専門医による診断が不可欠である．

［文献10）より引用］

傾向にあることが知られている．ストレスチェック制度では，ストレスチェックの結果を集団分析し，その結果をもとに職場環境改善を行うべきともされており，その活動の延長線上で，飲酒問題に関する職場風土に切り込むことも可能であろう．

● 参考文献 ●

1) Webb GR, Redman S, Hennrikus DJ, et al.: The relationships between high-risk and problem drinking and occurrence of work injuries and related absences. J Stud Alcohol 55 (4): 434-446, 1994.
2) 伊藤満，樋口進：アルコールの自動車運転へおよぼす影響．臨精薬理 18 (5): 557-584, 2015.
3) Karasek RA: Job demands, job decision latitude, and mental strain: implications for job redesign. Adm Sci Q 24 (2): 285-308, 1979.
4) Siegrist J: Adverse health effects of high-effort/low-reward conditions. J Occup Health Psychol 1 (1): 27-41, 1996.
5) Greenberg J: A taxonomy of organizational justice theories. Acad Manage Rev, 12 (1): 9-22, 1987.
6) Heikkilä K, Nyberg ST, Fransson EI, et al.; IPD-Work Consortium: Job strain and alcohol intake: a collaborative meta-analysis of individual-participant data from 140,000 men and women. PLoS One 7 (7): e40101, 2012.
7) Siegrist J, Rödel A: Work stress and health risk behavior. Scand J Work Environ Health 32 (6): 473-481, 2006.
8) Kouvonen A, Kivimäki M, Elovainio M, et al.: Low organisational justice and heavy drinking: a prospective cohort study. Occup Environ Med, 65 (1): 44-50, 2008.
9) 廣尚典：アルコール使用障害とストレス．ストレス学ハンドブック．丸山総一郎 編，p.232-244, 創元社，2015.
10) 井上彰臣，廣尚典：職場における新たな精神疾患罹患者の問題行動に関する文献レビュー．厚生労働科学研究費補助金（労働安全衛生総合研究事業）職場における新たな精神疾患罹患労働者に対するメンタルヘルスのあり方に関する研究（研究代表者：廣尚典）．平成22～24年度総合研究報告書，p.29-41, 2013.

2 アルコール健康障害対策基本法について知る

A. アルコール健康障害対策基本法の戦略と職場

2010年，WHO総会が「アルコール有害使用の低減戦略」を決議した後，わが国においては2013年，アルコール健康障害対策基本法[1,2]（以下，基本法）が制定された．その「基本理念」には「不適切な飲酒はアルコール健康障害の原因となり，アルコール健康障害は本人の健康の問題だけでなく，その家族への深刻な影響や重大な社会問題（飲酒運転，暴力，虐待，自殺等の問題に密接に関連）を生じさせる危険性が高い」と記され，基本法の戦略目標は「不適切な飲酒を減らす」ことに置かれている．

基本法のこの戦略目標の達成は困難が伴うので，国と都道府県という行政のパワーを背景に，多くの関係機関の「連携」によって目標達成を実現しようとするものである．

すでに，国は基本計画の策定[1,2]を終え，それを受けて都道府県段階の推進計画の策定[1]が進行中である．茨城県[1,2]，徳島県の推進計画に盛り込まれたように，「不適切な飲酒」を見分け，減らすことをまずモデル的に県職員から開始して，全職域の従業員へと広げていこうとする戦略方向がみえてきている．

B. 「不適切な飲酒」をなくすために，アルコールについての「正しい知識」の普及を

基本法に掲げる「教育と啓発」は，アルコール健康障害についての「正しい知識」を普及させ，また，危険な飲酒者やアルコール依存症者が行動を変容させる介入法を普及させることであるが，これらは職域でも重要な課題である（表2-2-1）．

日本では1年間に3万5千人の人々がアルコールに関連して死亡し，生産現場も含めて年間4兆円を超す「社会的損失」が生じている．この現実を踏まえて，職域への「教育と啓発」に力を入れていく必要がある．

さらに，医学が進歩した現在，アルコールには発がん性があること，高血圧のリスク要因であること，細胞毒として前頭葉や海馬の脳萎縮を生じさせること，うつ病や自殺のリスク要因であることなどが示されてきている．そして，断酒がそれらを改善することなども示されている．

また，アルコール依存症（アメリカの診断基準DSM-5による重度アルコール使用障害に相

表 2-2-1　職場における健診時のポイント

- GOT，GPT，γGTP，尿酸値，MCV が高値の人には「飲酒が原因では？」と疑い，「飲酒行動」に介入しよう[3]
- 飲酒量が増えるほど，高血圧のリスクが増える[5]ことを伝え，「飲酒行動に介入しよう[4]」
- 飲酒者には「アルコールにはがんのリスクがある」ことを伝えよう[5],[6]
- 飲酒のスクリーニング・ツール"AUDIT-C"を健診に導入し，「危険な飲酒」や「アルコール依存症」の有無を診断しよう[7],[8],[9]
- アルコール依存症の従業員を専門治療や自助グループにつなげよう

［文献 3)〜9)より一部引用］

表 2-2-2　アルコール依存症の特徴

- 自発意思による飲酒のコントロールに重大な損傷を生じた慢性疾患である．
- 回復するが，再発のリスクのある慢性疾患である．
- 脳の変化は断酒後も長く持続する．
- これらの脳の変化はどこまで元に戻るか，どれだけ長く続くかは，まだよくわかっていない．
- 再発防止に回復サポートが必要である．

当）の特徴については，アメリカ厚生省は表 2-2-2 のように述べているが，日本ではアルコール依存症は間違って理解されていることが多い．

このような最新の正しいエビデンスが社会全体，なかでも職域に定着するように求められている．

C. 「不適切な飲酒」は，従業員，その家族，企業に多くの問題を生じさせる

① 従業員に生じる問題

- 「不適切な飲酒」は，臓器障害を生じさせ，欠勤や病欠につながる．長期多量飲酒になると，アルコール依存症や心身のさまざまな疾患が慢性化・重度化し，業務にさらに大きな影響が出やすくなる．また，アルコールはうつ病・不安障害などを生じさせやすく，併存すると，症状は毎日の生活に深刻な影響を与えることに加え，自殺のリスクを高める．また，飲酒が原因の休職，失職，転職により従業員の経済的負担が大きくなる．
- 在職中に依存傾向のある従業員は，退職後に孤独，孤立，役割喪失となりやすく，飲酒へ急速に依存し，悲惨な老後となる．

② 家族に生じる問題

- 飲酒のために，家族間の争いが増え，家族が崩壊しやすい．飲酒時に暴言・暴力によるDV を受けると，家族にはトラウマが生じるとともに，家族自身の労働にも影響し，子供にも悪影響を与える．

③ 企業に生じる問題

- 飲酒によって次の日の予定外の「ポカ休み」が生じ，職場に多大な迷惑がかかる．また，

多量飲酒によって生じた二日酔い，不眠は，飲酒の翌日の作業能率を低下させ，ミスや労働災害のリスクを増やす．また，飲酒時に失言・暴言・暴力があると，職場の人間関係や職場環境を悪化させる．

- 企業はアルコール関連の病気・ケガのために傷病手当金や労災の補償金が増える．また，従業員の飲酒問題を注意したり，指導したり，欠勤の穴埋めをするので，管理監督者や同僚は本来の業務の時間を失い，損失を生む．さらに，飲酒運転などによる不祥事は会社の評判を落とす．

D. 「不適切な飲酒」を減らす職場の安全衛生改善計画

1 法定健康の診断と事後指導の改善として

不適切な飲酒への標準的な対応法として，SBIRT[11]が知られている．著者らは最後にSを付記したSBIRTSのコンセプトを重視している．表2-2-3でSBIRTSの手順について述べたが，具体的な手順を以下に述べる．

1）スクリーニング（Screening：S）

（現状）法定健診によって，GOT，GPT，γGTP，尿酸値，MCV，血小板，中性脂肪などの多量飲酒を疑わせる身体的なデータはスクリーニングされている．しかし，飲酒行動については「飲酒頻度」と「飲酒量」は把握されていることが多いが，「多量飲酒の頻度」が把握されていないために，「飲酒行動の危険度」を数値化できていない．

また，職場のストレスは飲酒行動に大きく影響するが，ストレスチェック制度に飲酒行動のチェックは含まれていない．

（改善計画）現在の多くの健診システムで知ることができている「飲酒量」「飲酒頻度」に，もう一項目「多量飲酒の頻度」を加えると，標準化されているAUDIT-Cというスクリーニング・ツールとなり，「飲酒行動の危険度」を示し，「危険な飲酒」の有無を判別できる（参考資料，p.155）．

表2-2-3 SBIRTS[10]を実行して，従業員を「不適切な飲酒の害」から守ろう

SBIRTS = Screening, Brief Intervention, Referral to Treatment and Self-Help groups
① スクリーニング（Screening：S）＝「危険の少ない飲酒」「危険な飲酒」「アルコール依存症」に振るい分ける
② 簡易介入（Brief intervention：BI）＝「危険な飲酒」は節酒，「アルコール依存症」は断酒へ簡易介入する
③ 専門治療への紹介（Referral to Treatment：RT）＝飲酒行動の変容が困難なとき，専門治療へ紹介する
④ 自助グループへの紹介（Referral to Self-Help groups：S）＝アルコール依存症の患者は自助グループ（断酒会，AA）へ紹介する

表 2-2-4　ICD-10 によるアルコール依存症（alcohol dependence syndrome）の診断ガイドライン[12]

過去 1 年間に以下の項目のうち 3 項目以上が同時に 1 ヵ月以上続いたか，または繰り返し出現した場合

1. 飲酒したいという強い欲望あるいは強迫感
2. 飲酒の開始，終了，あるいは飲酒量に関して行動を統制することが困難
3. 禁酒あるいは減酒したときの離脱症状
4. 耐性の証拠
5. 飲酒にかわる楽しみや興味を無視し，飲酒せざるをえない時間やその効果からの回復に要する時間が延長
6. 明らかに有害な結果が起きているにもにもかかわらず飲酒

〔文献 12）より一部引用〕

そして，AUDIT-C で「危険な飲酒」の点数の人には AUDIT の残り 7 項目をさらに追加し，20 点以上の「アルコール依存症の疑い群」になれば，ICD-10（表 2-2-4）で「アルコール依存症」の確定診断をする．

AUDIT-C でのスクリーニング結果に，健診データ，ストレスチェックのデータ，職場からの情報，アルコール呼気チェッカーの情報を加えて，飲酒行動への簡易介入の内容を判断すると良い．AUDIT として，10 項目を最初から実施しても良い（参考資料，p.154）．

2）簡易介入（Brief Intervention：BI）

（現状）上記の身体的データだけでも簡易介入ができるが，現状ではこれらのデータを十分に活用した介入は行われていない．

（改善計画）身体的データと AUDIT-C などの結果を結合させて，従業員に飲酒行動の修正の必要性を提示し，飲酒行動の行動変容の方法などについて伝え介入する．また，「危険な飲酒」の者はアルコール関連の肝障害，高尿酸血症，高血圧，がんのリスクを高めているので，情報提供し，がん検診も勧める．

3）専門治療への紹介（Referral to Treatment：RT）

（現状）「アルコールに関連した精密検査や再診の指示」が飲酒行動の危険度との関連で行われていないので，適切な介入ができていないし，それゆえに，適確な紹介先を選べていない．また，かかりつけ医に紹介しても，かかりつけ医は SBIRTS を実施していないので，適切な飲酒指導ができていない現状にある．専門医療機関への紹介も皆無に近い．

（改善計画）アルコール依存症やその疑いのある従業員は専門医療機関に紹介する．そのために，紹介先となる地域のアルコール専門医療機関を確保し，顔の見える関係を構築しておくとともに，アルコール健康障害を理解している「かかりつけ医」を増やしていく．

4）自助グループへの紹介（Referral to Self-help groups：最後の S）

（現状）例外的に実施されているだけであろう．

(改善計画) 従業員を専門治療や自助グループにつなげるのが困難な場合が多い．このような場合，自助グループ会員から直接，従業員に参加を電話で促してもらうのも有効である[8]．一方では，産業医や産業保健師等は従業員に指示する「権限」をもち，従業員も受け入れる可能性が高いので，スタッフによる自助グループの推奨も効果的である．慢性疾患であるアルコール依存症の従業員にとって，長期的な回復を持続するには，断酒会/AAなどの自助グループへの参加は非常に有効である．

　従業員に自助グループ参加を勧める場合，産業医や産業保健師などが自助グループのミーティングや例会に参加してその意義を理解し，自助グループメンバーとの顔の見える関係ができていると万全である．

5) 自殺対策の改善として

　「アルコールとうつと自殺」は「死のトライアングル」といわれ，アルコールはうつ病を発症・増悪させ，自殺のリスクを高める．産業医はうつ病や不安障害の従業員を見出したとき，精神科医に紹介するが，精神科医は背景にあるアルコール健康障害を見落としやすい．見落とされると，うつ病などは改善せず，自殺のリスクを高める．

　また，うつ病などで従業員が休職するとき，従業員はうつ気分に加え，暇・退屈・孤立から飲酒にハマりやすく，アルコール依存症などが悪化しやすい．ギャンブル依存症も要注意である．精神科医がこれらを見落とすと，休職が逆にうつ病や依存の悪化につながることがある．

　今後の自殺対策は，うつ病対策にアルコール健康障害対策を加えた職域の安全衛生改善計画を策定し，地域の他機関と連携していく必要がある．そのための人材育成も重要である．

6) 飲酒運転対策の改善として

　職業を問わず飲酒運転による検挙，事故などがメディアを賑わせている．

　飲酒すると，アルコールの急性作用によって脳の思考，判断，遂行能力を低下させ自己制御が困難な状態となって，通常ならやらない飲酒運転をやってしまう．また，飲酒運転をやっても検挙されないことを学習すると，習慣化しやすいことによる．

　飲酒運転のリスクは飲んでいる限り誰にでもある．特に，多量飲酒者では，前夜のアルコールが残っている状態で車に乗って出勤することも起こり得る．

　車の運転を業務とする企業だけでなく，社用で車を使用する企業は多い．また，通勤に自動車を使用する従業員も多いので，どの職域の産業保健スタッフも飲酒運転防止の重要な役割をもっている．

　多量飲酒者や営業などで飲酒機会の多い従業員は飲酒運転のリスクが高いので，健診時にAUDIT-Cなどでスクリーニングすることは重要である．

　一方，アルコール呼気チェッカーにはガスセンサー式と燃料電池式がある．ガスセンサー式は購入価格が安いが，誤作動が多く信頼性が低いという問題がある．少し値段が高めであるが，

燃料電池式で対応すべきである．出勤時に臭いがする人，勤務中に酒の臭いがする人にチェッカーのデータは客観的であり，指摘時に有効である．この有効性が周知されると，家族も購入して出勤前に自宅で測定するようになり，飲酒運転による出勤を予防できるようになる．また，勤務中の車の運転前に燃料電池式のチェッカーを使用することも有効である．

飲酒運転は上司の管理責任も問われるので，職域全体への教育・啓発は重要である．

E. 認定産業医研修には，「アルコール健康障害」を必須科目に！

企業，産業保健総合支援センター，地域障害者職業センター，日本産業精神保健学会，アルコール関連の学会，日本医師会，地域の産業医会などは，「アルコール健康障害」に関与しているので，前述のSBIRTSが実施できる職域における安全衛生改善計画とその実行のために，役割を果たすことが期待されている．

また，SBIRTSを行っていくためには，産業医や産業保健師等を対象に，地域でアルコール関連の最新情報を普及啓発できる人材を育成していく必要がある．そのために，基本法下の国の政策として，産業保健総合支援センターで行われる産業医向け認定研修に，アルコール健康障害の項目が「必須項目」に加わることを期待したい．

● 参考文献 ●

1) アル法ネット：アルコール健康障害対策基本法．http://alhonet.jp/law.html 2017.11.30
2) 猪野亜朗：アルコール健康障害対策基本法早わかり― Q&A．医学のあゆみ，254（10），27-31，2015．
3) アルコール保健指導マニュアル研究会：飲酒の実態とアルコール関連問題．健康日本21推進のためのアルコール保健指導マニュアル，38-41，2003．
4) 上島弘嗣：飲酒によって生じる高血圧の予防と治療．医学のあゆみ，254（10），65-69，2015．
5) 横山 顕：アルコールと癌．医学のあゆみ，254（10），70-7，2015．
6) LoConte, NK, Brewster, AM, Kaur JS, Merrill, JK, Alberg, AI：Alcohol and Cancer：A Statement of the American Society of Clinical Oncology. 2017.11.7.
  http：//ascopubs.org/doi/full/10.1200/JCO.2017.76.1155 2017.11.30.
7) Yoneatsu Osaki, Aro Ino, Sachio Matsushita：Reliability and Validity of the Alcohol Use Disorders Identification Test-Consumption in Screening for Adults with Alcohol Use Disorders and Risky Drinking in Japan. Asian Pac.J Cancer Prev, 15（16），6571-6574, 2014．
8) Blow FC, Barry KL,：Trertment of Older Adults. in Principles of Addiction Medicine. Fourth Editions（Rie RK, Fiellin DA, Miller SC, Saitz R eds），479-492, American Society of Addiction Medicine Inc, Philadelphia, 2009．
9) 三重県：アルコール救急多機関連携マニュアル．http://www.pref.mie.lg.jp/SHOHO/HP/2015050354.htm
10) 猪野亜朗，吉本 尚，村上 優，他：アルコール依存症者を専門外来から断酒会に繋げる試みと効果検証―SBIRTS（エスバーツ）と呼称して取り組む―．NIHON Alcoru Yakubutu Igakkai Zasshi, 53（1），11-34，2018．
11) SAMHSA：Screening, Brief Intervention and Referral to Treatment（SBIRT），https://www.samhsa.gov/sbirt. 2018.7.31.
12) 久里浜医療センター：アルコール依存症の診断基準．http://www.kurihama-med.jp/outpatient/clinic/cl_alcohol_shindan_kijun.html

3 アルコール問題の疫学
～労働者を中心に～

A. 労働者のアルコール問題についての既報

　労働者の飲酒実態については，いくつかの報告がなされ，業種や職種により労働者の飲酒量や問題飲酒者割合が大きく異なることが指摘されている．古くは1969年にすでに，労働の内容により飲酒状況が異なることが報告されている．具体的には，重筋労働者は，飲酒頻度は高いが量は多くないこと，交代性勤務のものは寝酒をすること，飲酒者は非飲酒者に比べ自覚症状の愁訴数が多いことなどが報告されている．ただし，その後，わが国では体系だった調査が行われていない[1]．

　1980～1990年代の大阪府の勤務者（現業系企業および事務系企業）の飲酒行動を秋田県，茨城県，高知県の住民と比較した研究では，飲酒量の増加がどの地域でも認められ，大阪府の女性の飲酒率が高いことが報告されている[2]．また，大阪府の勤務者ではビールや洋酒を飲む者の割合が高いことも報告されている．ある大企業の調査では，2000年以降では，飲酒率の低下が認められているが，20，30歳代ではあまり低下しておらず，飲酒率が高い40，50歳代との差が縮まっている[3]．

B. 就業状況別に見た飲酒行動

　わが国では，2003年，2008年および2013年に，全国から無作為に抽出した成人に対する，訪問面接調査による飲酒行動の実態調査が行われている[4]．共通する調査項目に，飲酒頻度と飲酒量，AUDIT（Alcohol Use Disorders Identification Test）（参考資料，p.154），就業状況，職業分類がある．

　就業状態別に飲酒行動に関する主な指標を見ると（表2-3-1），毎日飲酒者割合が高いのは，男性では，自営業，勤め（非正規）であった．男性ではいずれの就業状況でも調査のたびに毎日飲酒者割合が減少しているが，勤め（正職員）の減少度合いが大きく，自営と無職の減少度合いが小さかった．女性の毎日飲酒者割合は男性より小さいが，はっきりした減少傾向は認められていない．むしろ自営の女性は，調査のたびに頻度が増加している．

　健康日本21（第二次）の目標値にもなっている，生活習慣病のリスクを高める飲酒量（1日

第2章 職場におけるアルコールの問題

表2-3-1 就業状況別にみた成人の飲酒行動, 問題飲酒の推移（2003年, 2008年, 2013年全国調査）

（単位：％）

		毎日飲酒者割合			1日男40g以上,女20g以上飲酒者割合			AUDIT 8点以上者割合			AUDIT 15点以上者割合			AUDIT 20点以上者割合			生涯アルコール依存症経験者割合		
		2003	2008	2013	2003	2008	2013	2003	2008	2013	2003	2008	2013	2003	2008	2013	2003	2008	2013
男性	自営	39.4	37.8	35.6	23.9	17.9	21.5	25.9	29.5	32.0	6.8	7.1	6.0	2.4	2.7	2.1	2.0	1.8	2.1
	勤め（正職員）	37.3	29.8	28.7	20.7	15.2	17.3	34.1	26.8	27.5	7.3	6.6	6.5	1.7	2.7	2.5	0.6	0.5	1.5
	勤め（非正規）	42.2	37.9	33.3	28.1	19.0	14.4	32.8	22.2	27.2	9.4	6.5	4.4	3.1	1.3	2.8	1.6	2.6	2.8
	学生	0.0	0.0	0.0	8.7	4.0	0.0	8.7	16.0	22.6	4.3	0.0	0.0	0.0	0.0	0.0	0.0	0.0	0.0
	無職	32.9	30.4	30.3	13.5	12.6	11.7	17.4	14.2	16.2	2.9	4.9	4.0	0.6	0.8	1.2	4.2	1.6	2.8
	合計	36.1	31.7	30.2	19.7	15.1	15.6	27.4	23.4	24.6	6.1	6.1	5.3	1.6	2.0	2.0	1.9	1.2	2.1
女性	自営	8.6	9.0	11.2	6.6	6.0	11.2	4.1	6.4	5.9	0.5	1.7	1.8	0.5	0.4	0.0	0.0	0.0	0.0
	勤め（正職員）	7.1	7.4	7.9	6.6	5.7	7.9	4.7	4.9	4.3	0.9	0.8	0.3	0.0	0.0	0.0	0.0	0.0	0.0
	勤め（非正規）	9.8	10.3	8.3	9.5	7.9	6.2	7.4	5.2	4.0	1.4	0.9	1.1	0.4	0.4	0.5	0.4	0.4	0.4
	学生	0.0	4.0	0.0	0.0	4.0	6.7	0.0	8.0	6.7	0.0	0.0	0.0	0.0	0.0	0.0	0.0	0.0	0.0
	家事	7.0	7.1	6.2	4.8	4.7	4.1	1.8	2.4	2.0	0.6	0.5	0.3	0.2	0.3	0.1	0.2	0.3	0.2
	無職	4.6	2.6	4.6	0.7	1.5	2.3	1.3	0.7	1.5	0.0	0.7	0.4	0.0	0.4	0.0	0.0	0.0	0.4
	合計	7.5	7.6	7.2	5.8	5.4	5.6	3.7	3.8	3.2	0.7	0.8	0.6	0.2	0.3	0.2	0.1	0.2	0.2

[本項のために新たに集計]

男性 40 g 以上，女性 20 g 以上）に該当する者の割合は，男性では 2008 年では 2003 年より減少したが，2013 年では 2008 年よりやや増加した．女性でははっきりした傾向は認められなかった．この割合が高い就業状況は男女とも，自営，勤め（正職員）であった．

　標準的な健診・保健指導プログラム（改訂版）で，問題飲酒があるとされる AUDIT 得点 8 点以上の者の割合は，2013 年調査では，男性の 24.6%，女性の 3.2% である．男性では，自営，勤め（正職員），勤め（非正規）で多く，女性では学生，自営で多かった．同プログラムでアルコール依存症の可能性があるとされる AUDIT 得点が 15 点以上の割合は，男性 5.3%，女性 0.6% であった．男性では，勤め（正職員），自営で多く，女性では自営，勤め（非正規）で多かった．海外では，専門医へ紹介すべきとされる AUDIT 得点 20 点以上は，男性 2.0%，女性 0.2% で，男性は勤め（非正規，正職員）で多く，女性は勤め（非正規）で多かった．

　ICD-10（国際疾病分類）の基準によるアルコール依存症の生涯経験者割合は男性 2.1%，女性 0.2% であり，男女とも勤め（非正規），無職で多かった．標準的な健診・保健指導プログラム（改訂版）で，飲酒量を減らすために簡易介入をすべきとされる AUDIT 得点 8〜14 点の者の割合は，2013 年では，男性の 19.2%，女性の 2.5% であり，かなり大勢が対象となることがわかる．男性では，自営，勤め（非正規），学生で多く，女性では学生，自営，勤め（正職員）で多かった．学生の問題飲酒者は AUDIT 得点 15 点以上になることがほとんどないため，8〜14 点の割合が高くなる傾向にあった．

　このように就業状況別に，飲酒行動が異なっていた．特に課題が多いのが，自営と勤め（非正規，正職員）であることが明らかになった．

C. 職業別に見た飲酒行動

　自営または勤めている人の職業別に飲酒行動の特徴を見ると（表 2-3-2），毎日飲酒者割合は，2013 年で男性 30.5%，女性 8.8% であった．男性は働いていない者での割合と大差ないが，女性では差が大きかった．男性では調査のたびに割合が減少傾向にあるが，女性でははっきりした増減が認められなかった．毎日飲酒者割合が高いのは，男性では農林漁業，管理職，女性では，運輸・保安職，生産現場・技能職，サービス職であった．1 日飲酒量が，男性 40 g 以上，女性 20 g 以上の者の割合は，2013 年では，男性 17.7%，女性 7.5% であった．割合が高いのは，男性では農林漁業，運輸・保安職，管理職，女性ではサービス職，農林漁業であった．

　AUDIT 得点が 8 点以上の者の割合は，2013 年では，男性 28.2%，女性 4.5% であった．割合が高いのは，男性では，管理職，農林漁業，女性では，サービス職，事務職であった．AUDIT 得点 15 点以上の者の割合は，2013 年では男性 5.9%，女性 0.9% であった．男性では管理職，女性ではサービス職が高かった．AUDIT 得点 8〜14 点で，簡易介入対象者になる

第2章 職場におけるアルコールの問題

表2-3-2 職業別にみた成人の飲酒行動，問題飲酒の状況の推移（2003年，2008年，2013年全国調査）

（単位：%）

		毎日飲酒者割合			1日男40g以上，女20g以上飲酒者割合			AUDIT 8点以上者割合			AUDIT 15点以上者割合			AUDIT 20点以上者割合			生涯アルコール依存症経験者割合		
		2003	2008	2013	2003	2008	2013	2003	2008	2013	2003	2008	2013	2003	2008	2013	2003	2008	2013
男性	専門・技術職	33.3	28.1	28.9	17.5	11.2	16.4	29.2	23.7	29.7	5.3	6.3	6.5	1.2	3.1	2.2	1.2	1.3	3.0
	管理職	43.8	43.0	34.3	23.0	23.9	21.0	30.3	40.8	36.4	7.3	7.0	10.5	2.2	2.8	3.5	1.1	0.7	2.1
	事務職	30.2	24.8	19.9	16.3	9.9	12.5	28.7	21.7	22.1	3.9	6.2	5.9	0.8	1.9	3.7	0.8		2.2
	販売職	31.0	25.7	26.7	15.0	12.8	15.5	28.0	27.0	23.3	6.0	5.4	3.4	2.0	3.4	0.9		2.0	0.9
	サービス職	36.1	33.9	31.8	19.4	18.3	16.3	25.0	24.8	20.9	6.5	7.3	4.7	0.9	3.7	2.3	0.9		1.6
	生産現場・技能職	40.3	34.2	32.0	22.3	17.4	18.5	28.2	25.2	28.4	7.0	7.3	5.6	2.2	1.7	2.6	3.7	0.6	1.3
	運輸・保安業	35.5	32.0	32.4	19.4	25.3	21.3	28.0	26.7	32.4	5.4	4.0	5.6	2.2	4.0	1.9	1.1	4.0	0.9
	農林漁業	37.2	50.0	43.9	18.1	15.0	24.6	17.0	28.8	35.1	3.2	7.5	3.5	1.1	1.3	1.8	3.2	2.5	1.8
	その他	33.3	52.9	40.0	33.3	35.3	20.0	40.0	35.3	20.0	20.0	17.6					13.3		
	合計	36.8	33.1	30.5	19.7	16.2	17.7	27.6	26.8	28.2	6.0	6.7	5.9	1.6	2.5	2.4	1.9	1.1	1.8
女性	専門・技術職	6.4	7.3	4.4	4.0	7.3	3.6	4.8	5.8	2.7		2.1	0.4		0.5	0.4			
	管理職	20.0		7.1	6.7			6.7			6.7			6.7					
	事務職	8.0	8.3	8.0	6.6	5.3	9.0	3.6	4.0	6.0	0.3	0.3	0.7				0.3		
	販売職	9.3	10.4	6.6	8.1	8.8	5.7	5.6	8.8	2.8	3.1	1.6	0.9				0.6	0.8	
	サービス職	9.6	14.5	11.8	8.7	9.2	10.8	6.5	6.0	6.3	0.4	0.8	1.7	0.4	0.4	0.7	0.6	0.4	0.3
	生産現場・技能職	7.3	8.5	12.5	3.7	5.9	5.8	1.4	3.3	2.5		0.7	0.8		0.7				0.8
	運輸・保安業	14.3		16.7	28.6	14.3	8.3	14.3	14.3		14.3								
	農林漁業	2.1		9.5	1.0		9.5	1.0		2.4		5.3							
	その他		9.0	10.0		5.3			5.3	10.0		5.3							
	合計	7.8	9.0	8.8	6.0	6.8	7.5	4.0	5.1	4.5	0.7	1.1	0.9	0.2	0.3	0.3	0.2	0.2	0.2

（注：空欄は0%）

［本項のために新たに集計］

者の割合は，男性22.3%，女性3.6%と高かった．男性では農林漁業，運輸・保安職，管理職で，女性では事務職とサービス職で高かった．AUDIT得点20点以上の者の割合は，2013年では男性2.4%，女性0.3%であった．男性では，事務職と管理職で割合が高かった．ICD-10のアルコール依存症の生涯経験者割合は，2013年では，男性1.8%，女性0.2%であった．男性の専門・技能職で割合が高かった．

このように，職業別にアルコール問題の特徴があることが明らかになった．特に男性を中心に農林漁業，運輸・保安職，管理職に課題が集積している可能性が推察された．社会経済状態と健康問題が強く関連することが世界中で注目され，多くの健康関連生活習慣が，貧しい人ほど悪いことが報告されている．たばこのような高価になったものでも，貧しい人のほうがよく吸っている．唯一の例外がアルコールであり，先進国では豊かな人も多く酒を飲んでいる．今回の管理職にアルコール問題が多いことは，そのことを裏づける結果である．一方，問題飲酒は，非正規や農林漁業との関連もあり，他の健康関連生活習慣よりも複雑な要因が組み合わさって生じている可能性がある．

D. 成人の飲酒行動に関する全国調査結果から見た課題[4]

今までの成人の飲酒行動に関する全国調査の結果の推移を見ると，男性では飲酒率の減少が確認できる．しかし，これは，比較的飲酒量の少ない飲酒者が減少したためで，アルコール依存症者のような重篤な問題飲酒者は減少していないことがうかがえる．また，若年層では，男性の飲酒率が減少し，飲酒状況の男女接近現象がある．若年者では毎日飲酒する者は多くないものの，機会大量飲酒（ビンジ飲酒；1回の飲酒機会に純アルコール60g以上の飲酒をする者）をする頻度が高い．機会大量飲酒者は，酒を減らしたい，やめたいとはあまり思っておらず，自分の飲酒行動の問題点に気づいていない可能性が高い．一番の問題は，多くの問題飲酒者は，適切な介入を受けていないことである（表2-3-3）．アルコール依存症の疑いのある者はほんの一部しか専門治療に結びついておらず，また問題飲酒者の多くは，医療機関や健診の場で減酒指導を受けていない．女性には問題飲酒者は少ないとの思い込みから，女性の問題飲酒者のほうが指導を受けていない．

また，アルコール依存症で専門治療の経験のない者は，治療経験のある者に比べ，年齢が若く，就労しており，断酒の希望は少なく，肝機能障害の指摘や治療を受けず，多くが医療機関で減酒や断酒のアドバイスを受けていなかった（表2-3-4）．

このように就労している問題飲酒者やアルコール依存症者は，医療関係者や産業保健関係者に見逃されてきた可能性が高い．

表 2-3-3 各問題飲酒状況における医療サービスの受療割合
（2013 年全国調査，単位：%）

	アルコール依存症の専門治療経験あり	過去 1 年の医療施設受診あり	医療機関での減酒アドバイスあり	過去 1 年の健診受診あり	健診での減酒アドバイスあり	飲酒による肝機能障害経験あり	肝機能障害治療経験あり
アルコール依存症生涯経験者（n=44）	13.6	84.1	50.0	65.9	36.4	36.4	27.3
アルコール依存症現在あり（n=23）	17.4	82.6	56.5	69.6	52.2	47.8	39.1
AUDIT 12 点以上（n=228）	1.8	63.2	25.9	75.0	31.6	22.8	11.0
AUDIT 15 点以上（n=113）	2.7	64.6	29.2	71.7	35.4	28.3	14.2
リスク飲酒（週飲酒量，男 280 g/ 女 168 g 以上）（n=393）	0.3	62.6	17.6	77.9	20.9	12.2	5.1

［文献 4）より引用］

表 2-3-4 治療歴別にみたアルコール依存症生涯経験者の特徴（男性）

	アルコール依存症生涯経験者	
	治療歴あり（n=6）	治療歴なし（n=33）
平均年齢	66.2 ± 7.9	59.2 ± 14.2
就労あり	1（16.7%）	22（66.7%）
1 人暮らし	1（16.7）	4（12.1）
父多量飲酒（自分が思春期の頃）	2（33.3）	7（21.2）
母多量飲酒	0（0.0）	2（6.1）
就学年数 16 年以上	2（33.3）	7（21.2）
世帯収入 200 万円未満	4（66.7）	6（18.2）
世帯収入 400 万円未満	6（100）	18（54.5）
断酒希望	2（33.3）	3（9.1）
減酒希望	3（50.0）	15（45.5）
医療機関で酒の問診	6（100）	22（66.7）
医療機関で節酒指導	5（83.3）	15（45.5）
健診で節酒指導	2（33.3）	12（36.4）
肝機能障害指摘	4（66.7）	10（30.3）
肝機能障害治療歴	4（66.7）	6（18.2）

［本項のために新たに集計］

E. 産業現場における健康問題，経済損失との関連

　労働者の飲酒による健康問題は，職場では健康診断の結果に表れる．2016年の職場の定期健康診断実施結果を見ると，肝機能検査の有所見率は15.0%であり，脂質，血圧に次いで高く，血糖より多い．肝機能検査の有所見がすべてアルコールによるものとはいえないが，労働者層におけるアルコールの問題の大きさを推察させる結果である．職場の健康診断の結果を集計すると，飲酒頻度や飲酒量とγ-GTPの検査値がきわめてよく正相関すること，γ-GTP高値と中性脂肪，血圧高値，喫煙率とも強く相関することはよく知られている．

　近年労働生産性に関連して，absenteeism（病欠）やpresenteeism（出勤していても健康問題の存在により労働生産性が低下した状態）が注目されている．特に後者の大きさが認識されるようになり，問題飲酒が背景にあるpresenteeismが注目され始めたが，これをテーマにした研究は少ない．ただ，タイ国において労働者自身の自己申告による，周囲と比較した労働生産性の認識と問題飲酒との関連を調査した研究結果が報告されており，問題飲酒者の労働生産性の低下は5.7%であった[5]．

　わが国のアルコールによる社会的損失を2003年，2008年，2013年の全国調査結果を用いて推計した際にも，労働生産性の低下は重要な要素であった．2003年，2008年，2013年の合計額の中位推計値は3兆7564億円（範囲：2兆6808億円～4兆8319億円），3兆4544億円（範囲：2兆3744億円～4兆5343億円），3兆3628億円（範囲：2兆5312億円～4兆1942億円）となった．内訳をみると問題飲酒者の労働効率低下による損失が最も大きく，次いでアルコールの害による早期死亡者の賃金喪失，アルコール起因疾患（アルコール性肝疾患，自殺，肝硬変，溺水溺死，転落など）への医療費が多かった[6]．

　アルコール問題とメンタルヘルス，自殺との関連が強いこともよく知られている．2013年の全国調査では，うつ病，自殺予防対策のスクリーニングツールであるK10，K6による一般的な精神的健康状態を調査しており，飲酒行動との関連を就業の有無別に検討した（表2-3-5）．K10とK6は，気分・不安障害に対して，CES-D（The Center for Epidemiologic Studies Depression Scale）と同等のスクリーニング効率（感度，特異度）を示し，過去12ヵ月の自殺関連行動を発見する上で有用であると評価されているものである．精神疾患をもつ者の割合が高いとされるK10で25点以上，K6で15点以上をカットオフ値とすると，毎日飲酒および生活習慣病のリスクを高める飲酒（1日男性40g以上，女性20g以上）の有無別にK10およびK6のカットオフ値以上の者の割合をみても，大きな差がなかった．一方，AUDIT得点が15点以上者およびアルコール依存症の生涯経験者では，高得点者が多い傾向にあった．これは男性で顕著であり，就業男性でも認められた．したがってメンタルヘルス対策の観点からも，就業者のAUDIT高得点者に介入することは重要であるといえる．

表 2-3-5 性別、就業の有無別にみた飲酒状況と別の K10、K6 の高得点者の割合

				毎日飲酒		1日男40g以上、女20g以上飲酒		AUDIT 得点分類					アルコール依存症生涯経験有無	
				なし	あり	なし	あり	0点	1〜7点	8〜14点	15〜19点	20点以上	なし	あり
K10得点25点以上の人の該当数と割合	男性	就業なし	該当数	21	3	23	1	10	7	3	2	2	22	2
			割合	4.7%	1.6%	4.1%	1.4%	5.0%	2.2%	3.5%	11.1%	25.0%	3.5%	11.8%
		就業あり	該当数	38	12	40	10	11	24	8	3	4	47	3
			割合	4.4%	3.2%	3.9%	4.6%	5.8%	3.5%	2.9%	7.0%	13.3%	3.9%	13.6%
	女性	就業なし	該当数	41	2	41	2	23	18	0	1	1	42	1
			割合	3.7%	3.0%	3.6%	4.5%	3.4%	3.8%	0.0%	33.3%	100.0%	3.6%	33.3%
		就業あり	該当数	41	3	42	2	10	30	3	1	0	44	0
			割合	4.0%	3.1%	4.1%	2.4%	2.7%	4.3%	7.5%	14.3%	0.0%	3.9%	0.0%
K6得点15点以上の人の該当数と割合	男性	就業なし	該当数	23	5	27	1	11	8	6	2	1	25	3
			割合	5.1%	2.7%	4.8%	1.4%	5.4%	2.5%	7.1%	11.1%	12.5%	4.0%	17.6%
		就業あり	該当数	43	13	44	12	11	29	8	4	4	52	4
			割合	5.0%	3.5%	4.3%	5.5%	5.8%	4.2%	2.9%	9.3%	13.3%	4.3%	18.2%
	女性	就業なし	該当数	42	3	42	3	23	18	1	2	1	44	1
			割合	3.8%	4.5%	3.7%	6.8%	3.4%	3.8%	5.6%	66.7%	100.0%	3.8%	33.3%
		就業あり	該当数	41	4	43	2	9	32	3	1	0	45	0
			割合	4.0%	4.1%	4.2%	2.4%	2.5%	4.6%	7.5%	14.3%	0.0%	4.0%	0.0%

[本項のために新たに集計]

● **参考文献** ●

1) 大平昌彦,太田武夫,加藤尚司,他:各種労働者の飲酒の実態.産業医学 11:553-562,1969.
2) 北村明彦,磯博康,佐藤眞一,他:地域,職域におけるアルコール摂取状況の推移についての疫学的検討.日公衛誌 43:142-152,1996.
3) 塚本浩二:職場における飲酒問題への対応.日アルコール関連問題会誌 11:12-13,2009.
4) Osaki Y, Kinjo A, Higuchi S, et al.:Prevalence and trends in alcohol dependence and alcohol use disorders in Japanese adults;Results from periodical nationwide surveys. Alcohol Alcohol 51(4):465-473, 2016.
5) Thavorncharoensap M, Teerawattananon Y, Yothasamut J, et al.:The economic costs of alcohol consumption in Thailand, 2006. BMC Public Health 10:323, 2010.
6) 尾崎米厚,金城文,松下幸生,他:アルコール関連問題による社会的損失の推計,2003年,2008年,2013年.日アルコール・薬物医会誌 52(2):73-86, 2017.

4 他の精神障害との併存

A. アルコール依存症に合併する精神疾患

　アルコール依存症は不均質な疾患と考えられており，飲酒行動を中心とした症状は共通しているが，その背景にある問題はケースによってさまざまである．薬物依存やギャンブル依存などの行動嗜癖を含め，依存症に共通した特徴の一つに合併症が多いことがあげられるが，アルコール依存症と併存する精神疾患との関係は，まず，どちらが先行しているかで分類する．アルコール依存症以外の疾患が先行する場合は，二次性のアルコール依存の可能性が考えられ，アルコール問題が先行する場合は，アルコールによって精神疾患が誘発された可能性を考える．

　アルコール依存症に併存することの多い精神科疾患は，気分障害，不安障害，摂食障害，睡眠障害，外傷後ストレス障害，注意欠如多動性障害，反社会性パーソナリティ障害，他の物質依存・乱用，ギャンブル障害など多様だが，ここでは気分障害，不安障害，パーソナリティ障害を中心に紹介する．

B. 気分障害の併存

1　アルコール依存症とうつ病は高い割合で併存する

　うつ病は，アルコール依存症に合併する精神疾患の中で最も頻度が高く，治療を受けているアルコール依存症者の生涯のうつ病有病率は，15～50％と報告されている[1]．一方，双極性障害（いわゆる躁うつ病）は，うつ病と比較すると頻度は低いが，アルコール依存症との関係は単極性（躁病はなく，うつ病のみ）より強く，双極性障害におけるアルコール乱用・依存症（使用障害）の有病率は40％にも達するという[2]．

　表2-4-1に，一般住民を対象とした3つの大規模調査におけるアルコール依存症と精神疾患合併のオッズ比を示す．治療を求めて医療機関を受診した依存症を対象とした調査は数多いが，合併した疾患のために治療を求める場合もあるため，一般住民調査での合併率をみたほうが対象者のバイアスは少ない．表2-4-1に示すように，アルコール依存症は大うつ病で1.6～4.1倍，気分変調性障害（軽度のうつが慢性的に持続する）で2.3～3.8倍と，非依存症と比較して気分障害の合併が多い．

表 2-4-1 アルコール依存症における精神疾患有病率のオッズ比

	ECA	NCS		NESARC
	男性＋女性	男性	女性	男性＋女性
気分障害				
大うつ病性障害	1.6	3.0	4.1	3.7
気分変調性障害	2.3	3.8	3.6	2.8
双極性障害	4.6	12.0	5.3	5.7
他の精神疾患				
パニック障害	3.3	2.3	3.0	3.6
社交恐怖	1.6	2.4	2.6	2.5
外傷後ストレス障害	―	3.2	3.6	―
注意欠如多動性障害	―	2.8	2.8	―
反社会性人格障害	14.7	8.3	17.0	7.1

ECA：Epidemiological Catchment Area Study
NCS：National Comorbidity Study
NESARC：National Epidemiological Survey of Alcoholism and Related Conditions

［文献1）より一部引用］

　これらの調査結果は，アルコール依存症を診療する場合には，うつ病の併存に注意が必要であり，逆に，うつ病や双極性障害の診療に際しては，背後にアルコールの問題が隠れていないか注意すべきであることを示している．

2　一次性うつ病の特徴とアルコール依存の経過に及ぼす影響

　アルコール依存とうつ病の経過に関する古典的研究によると，アルコール依存で入院治療を受けている者を，① うつ病の既往なし，② 二次性うつ病，③ 一次性うつ病に分類して経過を比較した．3群とも入院時のハミルトンうつ病評価尺度は高い点数だったが，入院1〜2週間後には，①群，②群では，特に治療も受けずに点数が半分以下に低下していたのに対して，③群の3分の2は，入院3週間後も20点を超えており，重度のうつ状態と評価された[3]．これらの結果より，一次性うつ病の場合は，アルコール依存の治療に加えて，うつ病の治療が重要であることが示された．

3　アルコール依存はうつ病の合併で治療成績が低下する

　うつ病の併存が依存症の治療成績に及ぼす影響について調べた調査によると，過去のうつ病は治療成績に影響しないが，依存症治療開始後のうつ病や追跡期間中のうつ病は依存症治療の成績を低下させる[4〜6]．複数の縦断研究の結果も，うつ病が依存症の治療成績を悪化させることは一致している．一方，軽度のうつ気分が慢性的に続く気分変調性障害については，依存症の治療後も抑うつ症状が持続すると，治療成績が悪い[6]．したがって，依存症患者の治療に当たって，うつ病の評価尺度を用いてスクリーニングすることは臨床上有用と考えられる．さらに，うつ病の既往は，将来のうつ病のリスクを予想することから，過去のうつ病についても十

分聴取しておく必要がある．軽度のうつ症状であっても，治療開始後も症状が持続するようであれば，注意を要する．

希死念慮や自殺行動は，一般的なうつ病同様にアルコール誘発性うつ病（二次性うつ病），合併したうつ病の双方に関連する[7]．アルコール依存症単独でも自殺のリスクを高めるが，うつ病が併存すると相加的にリスクを高めるため，十分に注意する必要がある．

4 アルコール依存に併存するうつ病は断酒を優先する

抗うつ薬は，うつ病を併存するアルコール依存症の治療成績を有意に改善することがメタ解析で示されている[8],[9]．抗うつ薬による治療効果は，飲酒量にも影響し，抗うつ薬によってうつ病が改善すると，断酒率を上げたり，飲酒量を減らしたりすることにも効果があるとされる．だが，これらの効果は，抗うつ薬のみの効果ではなく，同時に行われる依存症への認知行動療法（CBT）などの心理社会的治療の効果もあると考えられる．ただし，アルコール依存に併発したうつ病の場合は，断酒によって治療を要さずに改善する例が少なくないため，まず断酒によってうつ症状の変化を確認する．断酒を確実にするには入院治療が望ましいが，入院が難しい場合でも，過去のうつ病の経過等から依存症とうつ病の関係について評価することが重要である．一方，自殺企図や希死念慮を認めるなど重症の場合は，直ちに抗うつ薬を開始する．しかし，このような場合でも，依存症に対する治療は行うべきであり，うつ症状がある程度落ち着いたところで，断酒への動機づけを高めるよう努力する．

C. 不安障害の併存

前述のNESARC調査によると，過去12ヵ月に物質使用障害と診断された者の17.7％が，依存とは独立した不安障害の診断基準を満たし，過去12ヵ月に不安障害の診断基準を満たした者の約15％が，少なくとも一つの物質使用障害の診断基準を満たしていた[10]．このようにアルコール依存と不安障害にも強い関連がある．

1 全般性不安障害

特定の場所や状況によらず，いつも心配で，不安，緊張が強く，イライラしていたり，頭痛や振戦などの緊張症状や発汗，呼吸促迫，めまいなどの自律神経過活動症状を呈するのが，全般性不安障害である．NESARC調査では，アルコール使用障害の外来患者の約半数が全般性不安障害の診断基準を満たしたとしている[10]．アルコール使用障害が合併すると全般性不安障害の回復を妨げて悪化のリスクを高める[10]．全般性不安障害の症状はアルコールの酩酊や離脱症状と類似するため，症状と飲酒との関係をよく聴取することが必要となる．

2 社交不安障害

社交不安障害は，社交場面に対する強い不安が特徴で，雑談，人前での飲食や会話などが含まれる．社交不安障害の約20％にアルコール使用障害が合併するとされる[10]．一方，アルコール使用障害の中での社交不安障害の有病率は，少なくとも20％とされる[10]．アルコール使用障害は，社会不安障害に引き続いて出現することが多く，飲酒は自己治療の一つと考えられる．

自助グループ参加は，アルコール依存症治療の柱の一つだが，社交不安障害を合併したアルコール依存症は，非合併例と比較してAA（Alcoholics Anonymous）への出席率が低く，集団から受け入れられていると感じにくく，ミーティングの後も気分が良くならないと報告されている[10]．アルコール依存症の治療は原則として集団で行われるため，社交不安障害を合併している人には不向きな部分があり，依存症治療を個人で実施するなどの配慮が必要である．

3 パニック障害

パニック障害は，差し迫った危険がないにもかかわらず，動悸，息苦しさ，震え，死への恐怖などのパニック発作を繰り返すのが特徴である．アルコール使用障害におけるパニック障害のリスクは，アルコール使用障害のない場合の2～4倍とされる[10]．

アルコール離脱は，パニック発作の原因となり，逆にパニック障害をもつ者が発作を減らす目的で飲酒して，アルコール使用障害を発症する場合もある．アルコール依存を対象とした前向き調査によると，パニック障害はアルコール依存症再発の最も強い予測因子とされるため，パニック障害に対する治療が必要である[10]．薬物治療としては，SSRI，三環系抗うつ薬，ベンゾジアゼピン系がパニック障害には同等の効果とされるが，SSRIはアルコール使用障害を合併したパニック障害には最も良い適応となる[10]．

アルコール依存とパーソナリティ障害

1 パーソナリティ障害について

パーソナリティ障害（PD）は，障害ではない人と本質的な違いはないものの，考え方や行動に偏りがあり，その程度が著しいことが特徴である．以前は，"性格が悪い"とされて回復不能と考えられたが，適切な支援や本人の治療意欲があれば，改善すると考えられている．

PDは，A～Cの3つのクラスターに分類される．クラスターAは，奇妙で風変わりな考え方や行動が特徴で，行動や話し方，感情表現が奇妙で，被害妄想的な疑い深さがみられ，対人関係で孤立しやすい統合失調型PDなどが含まれる．クラスターBは，演技的，感情的で移り気なことが特徴で，感情や対人関係が不安定で衝動的な境界性PDや反社会性PDなどが含まれる．クラスターCは，不安が強く，内向的，強迫的なことが特徴で，周囲から拒否されたり恥をかくことを恐れて，他人との接触を避ける回避性PDなどが含まれる．

2 アルコール依存にはPDの合併が多い

一般住民におけるPDの割合は，4.4～13.4%と報告されており，クラスターC（強迫性，回避性）が最多とされる[11]．しかし，治療を受けている物質使用障害でPDを有する割合は，35～73%と報告され，一般住民より高い[11]．アルコール使用障害と併存するPDは，反社会性，境界性，演技性が多い[11]．一方，米国でアルコールの解毒のために入院治療を受けた58,995名の調査では，クラスターA，B，Cがそれぞれ14%，18%，11%の割合でみられたという[12]．

3 PDが合併した場合のアルコール依存の治療への影響

PDの合併と治療効果の予測について，PD合併例は依存症再発までの期間が短い，一般的に治療予後が悪い，治療からの脱落率が高い，退院後のアフターケアのコンプライアンスが低いといった点が指摘されている[11]．しかし，PDを合併していても，治療に留まることができれば，その予後はPDを合併していない者と比較して決して悪くない[12]．また，併存例でも，変化への動機づけが高い，治療に長く留まる，治療者に協調的であることは，良好な治療効果の予測因子とされている[11]．治療からの脱落や治療効果が上がらないような場合には，PDの合併を疑うことも必要と考えられる．

E. 注意欠如多動性障害（ADHD）とアルコール使用障害

ADHDと物質使用障害は，病因にドパミンが中心的な役割を果たしている点で共通している．さらに物質使用障害の子どもにADHDが多い，ADHDの第一度近親者には物質使用障害を含む精神疾患の罹病率が高いといった知見から，共通した遺伝因子の存在が示唆されている[13]．

ADHDの子どもの縦断調査27件のメタ解析によると，小児期のアルコール乱用・依存症のリスクは1.74（95%信頼区間1.38-2.20）と有意に高く，ADHDはアルコール使用障害のリスクを高めることが示されている[13]．また，ノルウェーの専門クリニックに通院する成人のADHD 548名（男性271名，女性277名：平均年齢36.6±11.0歳）の調査によると，1つ以上の精神科合併症を有する割合は53.5%と高いが，合併する疾患は男女で異なり，男性では物質依存が23.6%で最多であり，大うつ病17.3%，社交不安障害13.7%，アルコール依存10.0%と続く．一方，女性では，大うつ病17.3%，社交不安障害14.8%，PTSD 14.4%，摂食障害13.0%の順であった[14]．

このようにADHDもアルコール使用障害と関連することが示されている．しかし，その治療や予後への影響などについては，今のところ研究も少なく，今後の課題である．

● **参考文献** ●

1) Nunes EV, Weiss RD : Co-occurring addiction and affective disorders. Principles of Addiction Medicine, fourth edition (Ries RK, Fiellin DA, Miller SC, Saitz R, edit), p.1300-1332, Lippincott Williams & Wilkins, 2014.
2) Cerullo MA, Strakowski SM : The prevalence and significance of substance use disorders in bipolar type I and II disorders. Subst Abuse Treat Prev Policy. 2 : 29, 2007.
3) Brown SA, Inaba RK, Gillin JC, et al. : Alcoholism and affective disorder : clinical course of depressive symptoms. Am J Psychiatry. 152 (1) : 45-52, 1995.
4) Greenfield SF, Weiss RD, Muenz LR, et al. : The effect of depression on return to drinking : a prospective study. Arch Gen Psychiatry. 55 (3) : 259-265, 1998.
5) Dixit AR, Crum RM : Prospective study of depression and the risk of heavy alcohol use in women. Am J Psychiatry. 157 (5) : 751-758, 2000.
6) Hasin D, Liu X, Nunes E, et al. : Effects of major depression on remission and relapse of substance dependence. Arch Gen Psychiatry. 59 (4) : 375-380, 2002.
7) Aharonovich E, Liu X, Nunes E, et al. : Suicide attempts in substance abusers : effects of major depression in relation to substance use disorders. Am J Psychiatry. 159 (9) : 1600-1602, 2002.
8) Nunes EV, Levin FR : Treatment of depression in patients with alcohol or other drug dependence : a meta-analysis. JAMA. 291 (15) : 1887-1896, 2004.
9) Torrens M, Fonseca F, Mateu G, et al. : Efficacy of antidepressants in substance use disorders with and without comorbid depression. A systematic review and meta-analysis. Drug Alcohol Depend. 78 (1) : 1-22, 2005.
10) Hartwell KJ, Magro TK, Brady KT : Co-occurring addiction and anxiety disorders. Principles of Addiction Medicine, fifth edition (Ries RK, Fiellin DA, Miller SC, Saitz R, edit), p.1333-1345, Lippincott Williams & Wilkins, 2014.
11) Ross S, Guss JR, Zerbo E : Co-occurring personality disorders and addiction. Principles of Addiction Medicine, fourth edition (Ries RK, Fiellin DA, Miller SC, Saitz R, edit), p.1385-1402, Lippincott Williams & Wilkins, 2014.
12) Newton-Howes G, Foulds J : Personality disorder and treatment outcome in alcohol use disorder. Curr Opin Psychiatry. 31 (1) : 50-56, 2018.
13) Lee SS, Humphreys KL, Flory K, et al. : Prospective association of childhood attention-deficit/hyperactivity disorder (ADHD) and substance use and abuse/dependence : A meta-analytic review. Clin Psychol Rev. 31 (3) : 328-341, 2011.
14) Anker E, Bendiksen B, Heir T : Comorbid psychiatric disorders in a clinical sample of adults with ADHD, and associations with education, work and social characteristics : a cross-sectional study. BMJ Open. 8 (3) : e019700, 2018.

5 連携
～一般診療科，職場，アルコール専門医療機関，自助グループ～

A. アルコール依存症における連携とは

　アルコール関連問題では"連携"は頻出の用語である．アルコール健康障害対策基本法を受けて2016(平成28)年に厚生労働省より出されたアルコール健康障害対策推進基本計画でも，アルコール健康障害に関する予防および相談から治療，回復支援に至る切れ目のない支援体制の整備の方策として，「アルコール健康障害を有している者とその家族を，相談，治療，回復支援につなぐための連携体制の推進」と述べられている[1]．また，依存症専門医療機関の5要件の一つにも，「依存症関連問題に対して相談機関や医療機関，民間団体（自助グループ等を含む），依存症回復支援機関等と連携して取組むとともに，継続的な連携が図られること」が明記されている[2]．このように，依存症からの回復のためには関係者の緊密な連携が必要であることはアルコール依存症医療の常識だが，その重要性が今なお強調されるのは，立場や目的の違いを越えた連携が意外と少ない現状の反映でもある．そのような背景もあり，本項では今後の連携の参考例として日本における好事例を紹介していきたい．

B. 地域連携

1 大阪方式[3]

　大阪ではアルコール医療創成期より，医療と自助グループが密接に連携しており，1966年に大阪最初の断酒会が浜寺病院内で小杉隆之医師を中心に発足している．その後，1970年には今道裕之医師，和気隆三医師を中心に大阪アルコール問題研究会が発足し，大阪のアルコール医療の人材の揺籃となっていった．1973年頃からは保健所の精神衛生相談員が充実してきたこともあり，治療への導入はおもに行政が担い，断酒への動機づけや断酒会への導入は医療が行い，再発予防はおもに自助グループが担うという，行政，医療，断酒会の三位一体方式が，この頃より確立された．なかでも保健所の役割が大きいことは初期の大阪方式の特徴であり，日本で初めての家族教室も1974年に豊中保健所で始まっている．

　ただ，近年依存症医療機関が充実する中で保健所の役割は徐々に減少するなど，大阪方式も変化しつつある．それでも「入院は治療の一つのエピソードであり，本当の治療は退院から始

まり，退院後の長期にわたる断酒生活を支えるために断酒会は欠かせない」という地域の自助グループとの連携重視の思想は，変わらずに地域全体に受け継がれている．

2 三重モデル[4),5)]

三重県では猪野亜朗精神科医師が中心となり，古くから地域や関係機関の連携の取り組みが始まっている．1974年には断酒会の会場と診療所と単身者の共同住居が一体となった「断酒の家」が建設され，1996年には「アルコール依存症を一般病院でスクリーニングして介入し，専門治療機関に紹介する連携医療を展開するための県内全域ネットワークづくり」を主眼として，精神科と内科合同による「三重県アルコール関連疾患研究会」が設立されている．同研究会は年2回三重県内各地の総合病院で開催され，事例検討，アルコール依存症講義，依存症者当事者の体験発表が行われた．このことからわかるように，三重方式の特徴は身体科と自助グループ，精神科医療との密接な連携であり，研究会発足以降，三重県立こころの医療センターへのアルコール依存症紹介患者の増加〔55名（1995年度）→108名（1999年度）〕といった成果が得られている．

また同研究会の協力のもと，市立四日市病院でも「アルコールと健康を考える集い」が発足し，現在では「四日市アルコールと健康を考えるネットワーク」へと発展し，四日市市の3総合病院で年2回，市民啓発のための集いを開催している．同ネットワークは後述の「アルコール救急多機関連携マニュアル」の作成にも大きく関与している．また近年の活動としては，アルコール関連問題の早期発見，早期治療を目的とした，従来のSBIRT（Screening, Brief Intervention, Referral to Treatment）に，自助グループ（Self Help Group）を加えた形でのSBIRTSも積極的に展開されている（p.43参照）．SBIRTSでは，依存症者の受診時に，主治医が診察室から断酒会会員に電話し断酒会参加の手筈をサポートするなど，より積極的に依存症者を自助グループにつなげる提案がなされている．

3 板橋方式[6)]

板橋区は保健所主導により積極的なアルコール対策が行われていたが，保健所の統廃合などにより一時下火となっていた．しかし三重モデルがきっかけとなり，2010年に成増厚生病院が板橋区に働きかけて，保健所，福祉事務所，警察，消防，基幹病院，精神科病院，医師会などの長が参加する板橋区地域精神保健連絡協議会の事業として，アルコール医療の地域連携の取り組みが始まった．その中で，さまざまな職種を対象とした講演会，勉強会，症例検討会などが，2011年から14年にかけて年2回のペースで開催された．また同事業での重要な成果として，区内の身体救急医療機関21施設を対象とする調査があり（回答数17施設），「飲酒患者の診療で困ったことがある（17/17施設）」「警察の助けを借りたことがある（13/17施設）」など一般医療機関でも飲酒問題が大きな負担となっている一方で，「精神科等との連携がうまくいっている」のは12%（2/17施設）に過ぎないなどの課題も明らかになっている．

C. 救急医療機関との連携（アルコール救急多機関連携マニュアル）[7]

　前述の板橋区での調査にあるように，酩酊患者の対応は身体科救急において深刻な問題であるだけでなく，精神科救急においても拒否感の強い問題である．そのような背景もあり、2014年に「四日市アルコールと健康を考えるネットワーク」により「アルコール救急多機関連携マニュアル」が作成され，現在三重県のホームページで一般公開されている．同マニュアルは，酩酊時の鑑別疾患，血中アルコール濃度測定と急性アルコール中毒の症状，暴力への対応，離脱症状など，救急現場でのアルコール患者の対応方法に加えて，救急でSBIRTを実施し，地域医療相談室などを介してアルコール専門医療機関などへとつなげるシステムとなっている．また救急隊，救急病院，地域・医療連携室，アルコール専門治療機関，精神科病院の役割についても明記されており，たらい回しになりがちな酩酊患者に対して，各機関が責任をもって，かつ負担感の少ない形で対応できるようになっている．

D. 職場との連携[8),9)]

　職場でのアルコール関連問題は単に健康問題に限らず，欠勤や休業，作業効率低下など多岐にわたり，労働生産性の損失だけでも1兆5453億円（2013年）と推計されているなど，大きな問題となっている．一方で産業保健の現場では，重症のアルコール依存症まで至った例でないとなかなか専門医療機関受診には結びつけにくいのが現状である．またアルコール医療機関と職場の保健スタッフの考えるアルコール問題にもギャップがあり，往々にして回復が不十分な状態で，休職中の依存症者の復職可の診断書が主治医より出されることも多く，結果的に再燃リスクとなっている．

　こうしたこともあり，2005年には「アルコール依存症例の職場復帰支援マニュアル」が作成されている．同マニュアルでは，産業保健スタッフが連携の中心となり，断酒の妨げとなる職場内の問題を解決するために，上司などに治療上必要な環境面での配慮を伝え，主治医に対しても本人了解のもとに通院中は双方向の情報交換を続けることが推奨されている．

E. アルコール医療連携における今後の課題

　今後の課題としては，筆者としては以下の3点を感じている．一つめは，連携がアルコール医療や連携に熱心な一部の個人の熱意で支えられているケースが多いため，異動などによって連携が形骸化していくリスクがあることである．これについては，当初は個人と個人の連携

から始まるのは当然であるが，組織と組織の連携に移行していくよう関係者が意識する必要がある．

二つめは，連携の目的が，依存症者を専門医療機関につなげることだけにならないようにすることである．もちろん依存症専門医療機関は連携には欠かせないが，あくまでも回復のための社会資源の一つにすぎず，連携の目的は個々の依存症者の回復であり，さまざまな依存症者の回復を支えるような多様性のあるシステムとなることが望ましい．

三つめは，各組織の役割の明確化である．連携を形成する各機関の役割が不明確だと，負担が特定の組織や個人に偏り，スタッフの疲労と不満を生じさせる．一方，救急医療機関の連携や大阪方式にみられるように，それぞれの役割を明確化することは負担感を軽減し，システムを安定化させる．

最後になるが，アルコール医療は単独の組織や個人では対処困難な疾患であり，回復には個々の依存症者の中にあるさまざまな断酒の阻害要因に対し，さまざまな立場の支援者が関与し，飲酒問題の解決をサポートしていくことが必要である．そのためにも，既存の好事例を参考にした地域の実情に応じた地域独自の連携が，今後，全国各地で展開されることを期待している．

● 参考文献 ●
1) 厚生労働省：アルコール健康障害対策推進基本計画（平成28年5月）．
   https://www.mhlw.go.jp/file/06-Seisakujouhou-12200000-Shakaiengokyokushougaihokenfukushibu/keikaku_1.pdf
2) 厚生労働省社会・援護局 障害保健福祉部長：依存症「相談拠点」及び「専門医療機関」に係る関係通知（平成29年6月13日）．
   https://www.mhlw.go.jp/file/05-Shingikai-12205250-Shakaiengokyokushougaihokenfukushibu-Kokoronokenkoushienshitsu/0000202956.pdf
3) 辻本士郎：自助グループとの連携．Fronti Alcoholism 3：40-46，2015．
4) 猪野亜朗：地域連携．平成30年度アルコール依存症研修（治療指導者養成研修/相談対応指導者養成研修）．依存症対策全国センター（講義資料），2018．
5) 高瀬幸次郎：総論．連携の重要性と意義．Fronti Alcoholism 3：20-24，2015．
6) 垣渕洋一：アルコール依存症と医療連携．日臨．73：1540-1545，2015．
7) 三重県：アルコール救急多機関連携マニュアル．
   http://www.pref.mie.lg.jp/SHOHO/HP/2015050354.htm
8) 尾崎米厚，金城文，松下幸生，他：アルコール関連問題による社会的損失の推計．2003年，2008年，2013年．日アルコール・薬物医会誌．52：73-86，2017．
9) 廣尚典，他：「アルコール依存症例の職場復帰支援マニュアル」について．産業精保健．14：176-182，2006．
10) 廣尚典，島悟：問題飲酒指標AUDIT日本語版の有用性に関する検討．日本アルコール・薬物医学会雑誌 31：437-450，1996．

6 アルコール医療の動向

A. 疾患としてのアルコール依存症の歴史

　アルコール依存症が治療対象となる疾患となったのは近代になってからである．1869年に設立された，酩酊者を収容するための施設である米国ニューヨーク市立収容所は警察と慈善事業局で運営され，20世紀初頭に盛んだった禁酒運動では，飲酒を疾患とする考えはイデオロギーの基盤を危うくするもので否定すべき対象となっていた[1]．しかし，これら収容施設での経験や，合衆国憲法修正18条（禁酒法）の廃止（1933年），AA（Alcoholics Anonymous）の設立（1935年）などもあり，1940年以降，疾患としての認識が徐々に定着していった[1]．
　日本でも，1958年に高知県の下司医院（現 下司病院）でアルコール依存症に対する治療が始められた．その後，東京オリンピックを契機とする酩酊者規制法成立（1961年）を受けて，1963年には神奈川県の国立久里浜医療センター（現 久里浜医療センター）で依存症治療病棟が開設され，研修などを通してアルコール依存症医療が全国に普及してきている．

B. 治療目標

　アルコール依存症の治療目標は，1935年のAAの設立以降，断酒が原則となってきたが，1960年代のDaviesによるMaudslay病院での報告など[2]，その後も飲酒量低減の可能性について繰り返し議論が行われてきた．地域による違いも大きく，アメリカでは断酒が優勢だが，ヨーロッパではハームリダクション＊harm reductionに力点を置く傾向がみられる．また断酒が優勢だった日本でも，2012年に行われた専門病院医師を対象とした調査では，一時的も含めると25％の患者では，飲酒量低減を治療目標とすることを医師が許容するという結果となっている[3]．2017年からは久里浜医療センターで依存症者の節酒外来が始まるなど，節酒に対する許容度が徐々に高まりつつある．
　またDSM-5でアルコール依存症がアルコール使用障害に変わり，治療の入り口が広がったことも，今後，依存症の治療目標に影響を与える可能性がある．

＊）ハームリダクション：薬物やアルコールの使用により生じる健康・社会・経済上の悪影響を減少させることを主たる目的とする政策，プログラム，実践のこと[4]．

C. 心理社会的治療

　伝統的なアルコール依存症治療では，飲酒によって健康や家族関係，仕事などに大きな問題が生じた状態，いわゆる「底つき体験」が治療を受け入れるためには必要であり，治療者の側に必要なスキルとして，飲酒問題への直面化が重視されていた．また集団力動を治療に利用するため，治療は集団で行うことが原則となっていた．

　しかし近年は，認知行動療法（Cognitive Behavioral Therapy），動機づけ面接（Motivational Interviewing：MI）などの，従来とは異なる治療手法が導入されつつある．認知行動療法は，出来事や物事に対する認知（＝見方や考え方，価値観，こだわり）を検討し，認知を変えることで行動や感情などを改善しようとする治療法である[5]．もともとはうつ病で始まったが，徐々に他の疾患にも適応が広がり，2000年からは久里浜病院（現 久里浜医療センター）でのアルコール依存症リハビリテーションプログラムに導入されるなど，アルコール医療でも一般的な治療法として確立されている．動機づけ面接は，クライアントの抱える両価性の探求と解決によって，肯定的な変化のための内在的な動機を強めるクライアント中心的で直接的な面接技法であり，従来の直面化アプローチとはまったく異なった技法である[6]．

　さらに近年は，これらの治療法をもとに12ステップなども含めたParadigm Development Model Treatment，Matrix modelなど，より構造化された治療も提案されている．これらの変化について一言でまとめると，従来のカリスマ的な医療者に決定権を委ねる画一的な治療から，マニュアルに基づいた患者側に主導権のある多様な選択肢のある治療への変化ということになる．一方で，従来型の治療法と新しい治療法は対立するものではない．高血圧や糖尿病にはさまざまな治療法や薬剤があり，患者に応じて使い分けているように，アルコール依存症でも，依存症者のタイプ，治療経過や医療側のリソースに応じて，さまざまな治療手法を使い分けることが必要である．

D. 薬物療法

　依存症治療は，伝統的に心理・心理社会的治療が中心であるが，近年は新薬の開発が進む中で徐々に薬物療法の重要性も高まりつつある．

1　抗酒剤[7]

　抗酒剤は，飲酒欲求を抑える効果はないが，飲酒時の不快反応を引き起すことで飲酒行動を抑制する薬剤である．日本で入手可能な抗酒剤としては，ジスルフィラム（ノックビン®）とシアナミド（シアナマイド®）がある．抗酒剤は，アルコール（エタノール）の代謝物である

アセトアルデヒドを代謝するアルデヒド脱水素酵素を阻害し，飲酒後のアセトアルデヒド濃度を上昇させることで，顔面紅潮，吐き気，拍動性頭痛，嘔吐，胸痛，眩暈，発汗，口渇，目のかすみ，脱力，低血圧などの不快反応を引き起こす．重篤な心疾患や肝障害（肝硬変など），腎疾患，呼吸器疾患を有する者や妊婦には禁忌である．

このようにさまざまな副作用がある一方で，治療効果に対してはプラセボと差がないとする報告や[8]，エビデンスレベルも高くはないこともあり[9]，アルコール・薬物使用障害の診断治療ガイドラインでも断酒への動機づけがある患者に使用する第二選択薬となっている[10]．また服用期間も半年〜1年が推奨されている．

1）シアナミド

シアナミドは服用後15分で血中濃度がピークに達し，半減期も短い即効性の薬剤である．後述のジスルフィラムより強い効果を有するが，副作用として，皮膚炎，白血球増多症，白血球減少症などがあり，特に長期服用者には慢性肝炎が必発であり，適応を慎重に検討する必要がある．

2）ジスルフィラム

ジスルフィラムはアルコール依存症治療の中心的な薬物であり，アメリカ食品医薬品局（Food and Drug Administration：FDA）でも，アカンプロサートやナルトレキソンなどと並んで治療薬として認可されている．作用機序はシアナミドと同様であるが，効果は服用後6〜14日間持続する．副作用として"ノックビン精神病"といわれるせん妄や，丘疹，肝機能障害がみられることがある．ジスルフィラム服用後の飲酒により，呼吸抑制，心筋梗塞，不整脈，うっ血性心不全，痙攣発作を引き起こすことがあり，腎炎や脳障害，甲状腺機能低下，糖尿病，肝疾患，脳波異常などを有する症例での使用には注意が必要である．

2　抗渇望薬[9]

1）アカンプロサート（レグテクト®）

アカンプロサートは，抗酒剤とは異なり，飲酒後の不快反応はないが，飲酒欲求を抑制する機序を有する．肝代謝の影響を受けず肝障害のある患者でも比較的使用しやすい．効果に関しては，日本での治験データでも24週後の断酒率が47.2％と，プラセボの36.0％に比べ有意（$p = 0.0388$）に高いことが示されており，アルコール・薬物使用障害の診断治療ガイドラインでも第一選択薬となっている[10]．一方で服用すれば必ず断酒できるような絶対的な効果があるものではなく，心理・社会的治療を補完する役割の薬剤である．

2）ナルトレキソン（日本未発売）

ナルトレキソンはオピオイド受容体の拮抗作用を有し，もともとはヘロインなどオピオイド依存症の治療薬として開発されたが，アルコール依存症にも使われるようになった．報酬効果や，離脱に関連した渇望を抑える効果がある．アカンプロサート同様に断酒のエビデンスが示されている一方で，肝毒性や悪心が多くみられ，中断率が比較的高い（10〜15％）欠点をもつ．

3）ナルメフェン

ナルメフェンはナルトレキソン同様に，オピオイド受容体拮抗作用物質であるが，肝障害のリスクや嘔気が比較的少なく，脱落率もプラセボと変わりない．大量飲酒者を対象とした無作為プラセボコントロール研究では，プラセボ群に対して大量飲酒日数，ALT，γ-GTPの有意な減少が報告されている．他の治療薬と異なり，ナルメフェンの治療目標は飲酒量低減であり，飲酒欲求が出現したときに頓服的に服用する．日本では導入されていないが，現在，承認申請中である．

E. 自助グループ

自助グループは，共通の問題を抱える依存症当事者が自由意志で参加し，対等な立場でコミュニケーションを行い回復していくための共同体である．断酒のためだけでなく，仲間との交流を通した心理・社会的な回復を図るための場としても重要である．なお自助グループの詳細については，別項（「2章 8．自助グループの現在」p.77〜）を参照していただきたい．

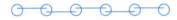

アルコール依存症の患者数は107万人と推計される一方で，専門医療につながっているのは，せいぜい6万人程度に過ぎず[11]，また治療につながったとしても断酒率が40％を超える報告は少ない難治性の疾患である．一方で近年，ハームリダクション概念の臨床への導入，アルコール健康障害対策基本法制定，依存症対策全国拠点機関設置運営事業，新規依存症薬の導入など新たな動きも出てきており，治療成績や依存症イメージの向上が期待される．また医療現場でも，依存症との病識や，断酒の決意などは，少なくとも初診の段階で必須ではなくなってきており，今後より多くの依存症者がより気軽に受診できる時代となることを期待している．

● **参考文献** ●

1) Jellinek EM：The Disease Concept of Alcoholism. Hillhouse Press, 1960.（羽賀道信, 加藤寛訳：アルコホリズム—アルコール中毒の疾病概念. 精神医学双書 10. 第Ⅰ章新しいアプローチ. 岩崎学術出版社, 1973.）
2) Davies DL：Normal drinking in recovered alcohol addicts. Q J Stud Alcohol 23：94-104, 1962.
3) 真栄里仁, 佐久間寛之, 木村充, 他：アルコール依存症治療目標についての医師, 依存症者への調査. 日本アルコール・薬物医学会雑誌 48：64-75, 2013.
4) 古藤吾郎：はじめてのハームリダクション. ハームリダクションとは何か（松本俊彦, 古藤吾郎, 上岡陽江編）：2-17, 中外医学社. 東京都. 2017.
5) BecK AT：Cognitive therapy and the emotional disorders. International Universities Press, 1976.（大野裕訳：認知行動療法—精神療法の新しい発展. 岩崎学術出版社, 1990.）
6) 妹尾栄一：アルコール依存の心理社会的治療—認知行動療法を中心に. 臨精医 36（10）：1255-1261, 2007.
7) 真栄里仁, 松下幸生, 樋口進：アルコール関連障害群. 精神科治療 30：265-270, 2015.
8) Fuller RK, Branchey L, Brightwell DR, et al.：Disulfiram treatment of alcoholism. A veterans administration cooperative study. JAMA 256：1449-1455, 1986.
9) Williams SH：Medications for treating alcohol dependence. Am Fam Physician 72：1775-1780, 2005.
10) アルコール依存症に対する総合的な医療の提供に関する研究（主任研究者 樋口進）厚生労働科学研究費補助金障害者対策総合研究事業（精神障害分野）平成 28 年度報告書.
11) アルコール使用（飲酒）による精神及び行動の障害. 平成 26 年厚生労働省患者調査.
　　https://www.e-stat.go.jp/dbview?sid＝0003128652（2018.1.27 閲覧）

7 教育（ブリーフインターベンション）
〜職場でもできることは？〜

A. ブリーフインターベンションとは

　最近は「ブリーフセラピー」とともによく耳にする用語であり，ご存知の方も多いと思うが，まずはブリーフインターベンション Brief Intervention について，解説をしていきたい．

　ブリーフインターベンションは，1980年代よりWHOの多国間共同事業として開発，研究されてきたもので，その効果に関する多数の研究報告がなされ，すでにその有効性は確立しているといってよい．なかでも，Flemingらが報告したTrEATプロジェクトでの介入研究[1),2)]は大規模で評価が高い．彼らの行った研究では，64人の一般科医師が無作為割付で選ばれた392人の対象者にブリーフインターベンションを行い，その1年後と4年後に転帰を対照群と比較調査し，アルコール関連障害へのブリーフインターベンションの効果を検証している．彼らの研究では，ブリーフインターベンションの節酒効果を4年後まで認めており，救急受診回数や入院日数，自動車事故などの調査から，利益／コスト分析では，医療面では4.3／1，社会的には39／1と，コスト面でも有効であることを示している．

　こうしたエビデンスの蓄積を受けて，2004年に米国予防医療専門委員会（U. S. Preventive Services Task force：USPSTF）は，アルコール使用障害に対するスクリーニングとブリーフインターベンションを用いた早期介入に対して，プライマリケアでの実施を推奨するGrade Bの評価を与えている[3)]．ブリーフインターベンションには定訳はないが，「簡易介入」，「短時間介入」と邦訳されることもある．

B. ブリーフインターベンションの概要

　ブリーフインターベンションという名の通り，通常は1つ5〜30分の短時間（多くは15分以内）のセッションが，2〜3回（複数回）続けて行われる．ブリーフインターベンションを簡単に定義すると，「生活習慣の行動変容を目指す短時間の行動カウンセリング」で，その主な構成要素は「Feedback（フィードバック）」，「Advice（アドバイス）」，「Goal Setting（ゴール・セッティング）」である．

　フィードバックとは，スクリーニングテストなどによって対象者の飲酒問題およびその程度

を客観的に評価し，このまま飲酒を続けた場合にもたらされる将来の危険や害について情報提供を行うことを指す．また，アドバイスとは，飲酒を減らしたり（節酒），やめれば（断酒），どのようなことを回避できるかを伝え，そのために必要な具体的な対処法についての助言やヒントを与えることである．ゴール・セッティングは「目標設定」であり，クライアントが7～8割の力で達成できそうな具体的な飲酒量低減の目標を，自ら設定してもらうことである．

このように，ブリーフインターベンションは従来型の指示的，指導的な飲酒指導とは異なり，クライアントの自己決定を重視し，自ら進むべき道を選択してもらい，介入者はそれに寄り添ってエンパワーし，サポートするという「カウンセリング」である．飲酒に関する教育や情報提供は，ブリーフインターベンションの基本構成要素ではないが，飲酒に関する基礎知識を欠いていることの多い日本人の場合には，進むべき道の選択を誤らせないためにも必要となってくる．この際も，できるだけ指示的，指導的な雰囲気にならないように，伝え方には配慮や工夫が必要である．

現在行われているアルコール依存症治療におけるカウンセリングとの違いから，ブリーフインターベンションの特徴を述べると，この行動カウンセリングでは「健康」を主なテーマとして，飲酒問題の直面化は避け，「否認」などは介入時に扱うテーマとしない．実際，「健康」をテーマとして早期介入を行うことにより，クライアントが示す否認や抵抗も比較的少ない．動機づけ面接やコーチングといった面接（介入）技法を用いるが，介入のキーワードは，「共感する」，「励ます」，「褒める」の3つである．また，① 断酒ではなく，飲酒量の減量を目標にする，② 依存症の専門家ではなく，おもにヘルスケアの従事者によって行われる，③ 依存症の患者でなく，依存症でない患者を対象とする，という特徴を有する[4]．

C. HAPPYを用いた介入

杠は，アルコールが将来健康被害を引き起こす可能性の高い多量飲酒者，あるいはすでに健康被害が及んでいる多量飲酒者に対し，節酒を指導する早期介入パッケージHAPPYを2001年に作成している[5]．これは，AUDIT（Alcohol Use Disorders Identification Test）（参考資料，p.154参照）を用いてアルコール関連障害の重症度を評価し，アルコールに関する医学的な知識を中心に作成された，教育ビデオなどの補助教材やツールを用いた早期介入プログラムである．医療機関のみならず，職域や地域でも，専門的な知識のないコメディカルスタッフが，専門家がいない場所でも比較的簡単に介入できるようにプログラム化されている．このHAPPYは2001年に初版を作成以後，毎年最新のトピックスやデータを加えて改定版が作成されており，現在第17版となっている．

HAPPYを用いる介入では，図2-7-1に示すように通常3回のセッションを基本にしている．1回目と2回目は2～4週間の間隔で，教材を用いた教育，助言と前述の話題を取り上げ

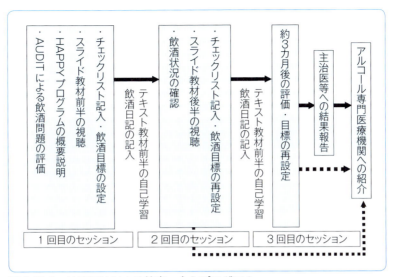

図 2-7-1　HAPPY による教育・介入プログラム

［文献 6）より引用］

ながらの介入，3 回目は 2〜3 ヵ月間の間隔をおいて，その間の飲酒状況の評価と目標の修正を行うことにしている．また，HAPPY による介入は，ブリーフインターベンションの技法を基本にしているが，1 回目と 2 回目のセッションでは，途中約 20 分間のビデオ視聴が加わるため，1 回のセッションに要する時間が 40〜50 分間と通常のブリーフインターベンションよりやや長くなっている．

　HAPPY は構造化された早期介入のプログラムであり，医学的内容のビデオ視聴や医学的立場からの指導を加えたことで，介入する者に専門的な知識がなくても実施できる．そのため，今後アルコール関連障害の経験のないヘルスケアやコメディカルのスタッフが介入を行う場合，さらには無関心期にある対象者への介入の際に有用と考える．

ⅰ. 職場での集団節酒指導プログラムについて

　ここでは，HAPPY を応用した職場での集団節酒指導プログラムについて紹介したい．

　まず，その基本となるブリーフインターベンションを応用した集団での介入について説明する．ブリーフインターベンションは，本来対個人での介入を想定しているが，職場などでは 5〜10 人程度の小集団で行うことも可能である．このような集団介入が求められる状況として挙げられるのは，飲酒運転対策を含めた目的で行い，プログラムに飲酒教育を積極的に取り入れる場合である．飲酒問題を前もって評価し，重篤問題飲酒者を除いて集団をある程度均一化した場合には，こうした小集団のグループワークを取り入れた方法でも十分効果的である．む

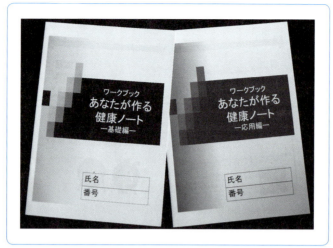

図 2-7-2　ワークブック

しろ，行動変容の初学者にとってはグループワークに近い形のほうが負担が少なく，飲酒者の行動変容やその心理を学ぶ良い機会にもなる．

1　飲酒日記とワークブックの活用

また，介入効果を上げるために飲酒日記とワークブック（図 2-7-2）を使用することが特徴である．ワークブックは，効率的に行うと同時に，アルコールに関する専門的な知識がなくても早期介入ができるように，補助ツールとして杠が作成したものである．ワークブックを用いることの有用性は，以下のようにまとめられる．

① 介入（インターベンション）の内容を自宅で予習してきてもらうことで，介入時間を短縮し，より効率的に介入ができる．
② 飲酒日記とともにファイルしておくことで，インターベンションの内容に関してクライアントがいつでも振り返ることができる．
③ 介入時の重要な話題（テーマ）を一通り網羅しており，誰が介入を行っても一定のレベルは維持できる．
④ 自らの決意を文字にして記入，宣言することで，動機づけを強化することができる．

2　基礎編と応用編の内容

ワークブックは基礎編と応用編の2部に分かれており，基礎編の主な内容は，① あなたの飲酒量を確かめよう，② AUDIT であなたの飲酒問題をチェック！，③ お酒の飲みすぎと関係ある病気は？，④ お酒の効用と害—バランスシートを作ろう，⑤ 飲酒の具体的目標を立てよう，⑥ 生活習慣を変えることを宣言しよう，⑦ あなたはどんな方法を使いますか？，⑧ 次回まで

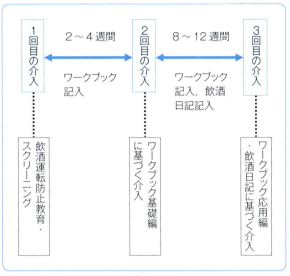

図 2-7-3　集団節酒指導プログラム

[文献 7) より引用]

の飲酒日記，といった内容で構成されている．応用編は，① 基礎編の復習，飲酒日記の振り返り，② 危険な状況のリストアップ，③ 危険な状況への対処法を考えよう，④ お酒を減らして変わることは？，⑤ 2 回のセッションのまとめ，⑥ 飲酒日記を続けよう，である．通常は，初回のセッションで基礎編を，2 回目のセッションで応用編を用いている．

3　プログラムの実際

　以上をもとに，職場での集団節酒指導プログラムは以下のように実施する．

　HAPPY での介入の際には，あらかじめ飲酒問題のスクリーニングが AUDIT により行われており，対象者は全員アルコール問題を有している．それに対し，職場で行う集団節酒指導プログラムは全職員が対象である．そのため 1 回目の介入では，全職員を対象にアルコールの基礎教育を中心とした飲酒運転防止教育と，AUDIT によるアルコール問題のスクリーニングを行う．2～4 週後の 2 回目の介入では，1 回目でスクリーニングされたアルコール問題を有する者のみを対象にワークブック（基礎編）を用いた集団介入を行う．さらに 1 回目から 8～12 週後の 3 回目の介入で，ワークブック（応用編）と 2 回目の介入以降参加者が記入した飲酒日記を用いて集団介入を行う（図 2-7-3）．

E. 集団節酒指導プログラムの効果

　筆者らは前項で述べたプログラムを使い，職場において多量飲酒者に対する介入を実際に行ってきている．

　A事業所では，多量飲酒する78人の社員に対し，節酒指導プログラムを施行し，1年後にその予後調査を行った．その結果，AUDITスコアの有意の改善と，飲酒量の約35％の有意の低減を認めた．さらに体重と腹囲の有意な減少，メタボリック・シンドロームの改善も認めるといった結果を出している[6]．

　B事業所では，同プログラムを施行した51人の社員に対し，1年後に予後調査を行い，コントロール群と比較検討した．その結果，AUDIT得点はコントロール群に比し，有意に減少していた．また，最近4週間の非飲酒日数で有意の増加を認め，最近4週間の多量飲酒日数と最近1週間の総飲酒量においても約60％の対象者に改善がみられた．特に50歳以上の対象者で著明な改善を認めた[7]．

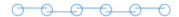

　ブリーフインターベンションの介入効果を上げるために重要なことは，クライアントと同時にカウンセラー自身の自己効力感である．カウンセラーの自己効力感を上げるためには，ブリーフインターベンションを実際に行ってもらい，その効果を実感してもらうことが何より大切である．健康がまだ回復可能で，家庭が保たれ，仕事があり社会的機能も保たれている段階においては，認知の歪みも少なく，動機づけも行いやすい．また，多量飲酒者＝アルコール依存症者ではない．それゆえ，多量飲酒者への介入は決して難しいものではなく，その効果も必ず認められるということを最後に付け加えておきたい．

● 参考文献 ●

1) Fleming MF, Mundt MP, Barry KL, et al.：Brief physician advice for problem drinkers. JAMA 277（13）：1039-1945,1997.
2) Fleming MF, Mundt MP, Barry KL, et al.：Brief physician advice for problem drinkers：long term efficacy and benefit-cost analysis. Alcohol Clin Exp Res 26（1）：36-43, 2002.
3) U.S. Preventive Services Task Force：Screening and behavioral counseling interventions in primary care to reduce alcohol misuse：recommendation statement. Ann Intern Med 140：554-556, 2004.
4) 杠岳文：アルコール使用障害の治療の動向．精神経誌 112（8）：793-796, 2010.
5) 杠岳文，遠藤光一，武藤岳夫，他：アルコール依存と多量飲酒に対する早期介入．精神医学 50（3）：255-263, 2008.
6) 国立病院機構肥前精神医療センター：HAPPYプログラム使用マニュアル第4版．p.95.
7) 国立病院機構肥前精神医療センター：特定保健指導にも使える集団節酒指導プログラム［第1版］．p.125.
8) 樋口進（主任研究者）：平成22-24年度総合研究報告書．厚生労働科学研究費補助金循環器疾患・糖尿病等生活習慣病対策総合研究事業「医療現場で行う効率的な飲酒量低減技法の開発」, 2013.
9) 樋口進（主任研究者）：平成26-28年度総合研究報告書．厚生労働科学研究費補助金障害者対策総合研究事業「アルコール依存症に対する簡易介入の適応に関する研究」, 2017.

8 自助グループの現在

A. 自助グループとは

　「自助グループ」とは，英語の Self-help group の訳語である．そのまま「セルフヘルプ・グループ」ともいわれ，他にも「自助集団」「自助会」や，略語としての「SHG」も使われる．近年は，英語圏でも「自助」ではなく「相互支援 mutual-help」という言い方もされるので，相互支援グループという言葉も使われている．他には筆者の好みであるが「回復の共同体（Recovery Community）」という名称もある．

　自助グループは，専門家の直接的な介在なしで，同じ問題を抱えた者同士が，互いに支え合い，励まし合うことによって，問題の解決や克服を図ることを目的に集う活動と定義される．

　本項では，アルコール依存症者のための自助グループである断酒会と AA（Alcoholics Anonymous，アルコホーリクス・アノニマス），ギャンブル依存症者のための GA（Gamblers Anonymous）について主に解説していきたい．

B. 自助グループの役割

1　生涯にわたる回復支援

　アルコールやギャンブルなどの依存症の回復にとって，飲酒しない（断酒する）・ギャンブルをしないことは必須条件である．アルコール依存症の治療の初期は，離脱症状に対する精神科治療やアルコール関連疾患に対する身体的治療など，医療的な比重が高い．その一方で依存症は飲酒やギャンブルなどのコントロールを取り戻すことができない病気であり，生涯にわたって飲まない生活・ギャンブルをしない生活（AA では，飲まないで生きる＝ソブラエティ Sobriety という言い方が使われる）を続ける必要があり，自助グループは長期的な回復にとって効果的である．

2　正直な体験談が否認をほどく

　依存症の自助グループの主な活動は，互いの体験談を語り，聞くことである．断酒会の例会や AA・GA のミーティングに出席して印象的であるのは，参加者の正直な体験の語りである．

「飲酒やギャンブルのために，仕事や家族を失い，（アルコール依存症であれば）内科や精神科の病院に入退院を繰り返し，（ギャンブル依存症であれば）たびたびの借金や自己破産を繰り返し，自分でもやめようと思ってもなかなかやめられず，ついには生きることも死ぬこともできないような状態になった」というような悲惨な話が語られるが，会場の雰囲気はおおむね和やかで，ときには「ここにいる人はみな同じ経験をしているよ」という「共感の笑い」すらも起きる.

　自助グループの依存症の体験者による正直な話は，依存症者の心理の特徴としてあげられる「自分の問題を認めない」「自分に助けが必要であることを認めない」といった「否認」の心理をほどくのに効果的である．依存症者は，他人から問題を指摘されても認めないが，依存症の体験者が自分の体験を正直に話すことで，同じ問題をもっていることに気がつきやすくなるのである．

3　言いっぱなしの聞きっぱなしによる体験の分かち合い

　このような自助グループ特有の経験の「分かち合い」を保証するのは，「言いっぱなしの聞きっぱなし」というやり方である．依存症者は，自分たちの行状について，家族や職場，あるいは医師やケースワーカーなどから，すでに散々助言や忠告，小言や説教を聞かされてきている．そのため助言や忠告をされても，聞き流すか，飲んだりギャンブルをしたりする口実にするか，反発して逆切れをするかであることが多い．だからこそ，自助グループで行われているように，話された内容に対して意見やコメントをしない，評価をしないというやり方が効果的なのである．

　この正直に自分の話を話し，人の話は静かに聞くという，言いっぱなしの聞きっぱなしで進めていくやり方は，アルコール依存症の自助グループであるAAの成り立ちと深く関係している．

C. 自助グループの歴史と断酒会・ＡＡの相違

1　AAの成り立ち

　米国の禁酒法時代（1920～1933年）が終わり，飲酒が合法化された1935年，ニューヨークで株の仲買人をしていたアルコール依存症のビル・W[*1]は，仕事のためオハイオ州アクロン市に出かけたが，仕事はうまくいかず，そこでしばらく飲まなかったアルコールに対する渇望が起こった．その街のホテルのロビーの公衆電話から地元の教会の牧師に「アルコホーリク（アルコール依存症者のAA流の言い方）と会いたい」と話したところ，医師のボブ・S（ドクターボブ）を紹介された．

[*1] AAでは，社会的偏見を避けるため，また有名になって傲慢になることを避けるためフルネームで名前を名乗らない伝統がある．

ドクターボブは，また「酒をやめろ」という話を聞かされるのかと思い，ビルと会うのに乗り気ではなかった．しかし，ビルが「自分が飲んでしまいそうなので話を聞いてほしい」と告げたため，心を開き，その後は 2 人で経験を分かち合い，助け合うことで飲まない生活を続けられるようになった．この方法で飲まない仲間を増やしていったのが AA である[1]．

2 断酒会の成り立ちと日本での AA・GA

AA の情報が日本にもたらされたのは戦後になってからであった．大酒家も飲酒問題も多い地域である高知県の精神科，下司病院の下司孝麿院長が AA の考えに触発され，担当患者であった松村春繁をサポートして，1958（昭和 33）年に高知断酒新生会を結成した．松村は戦前から無産運動の活動家であり，戦後も日本社会党高知県連書記長を務めた人物であったが，その後のアルコール問題のために仕事もなくして，アルコール依存症のために下司病院への入院を繰り返すようになった．

断酒会結成後，松村は断酒会活動に邁進し，全国を行脚して断酒会活動を広めていき，1963（昭和 38）年には東京の断酒会とともに全日本断酒連盟（全断連）を結成した．この年には，日本で初めてのアルコール中毒治療のための専門病棟が，神奈川県横須賀市の国立療養所久里浜病院に開設されている．社会的には，翌年（1964 年）に東京オリンピックが開催された高度経済成長期であり，アルコールの大量消費が始まり，後に（1967 年）自動販売機で売られるようになった，ワンカップタイプの清酒の販売開始も 1964（昭和 39）年であった．

断酒会は AA をルーツとしているが，日本文化になじませるために，匿名制は取らず会員名簿を作成して会費を徴収し，夫婦同伴の出席を原則としている．その後，1975（昭和 50）年には，AA が日本でも始まり，活動を続けている．GA は 1989（平成元）年に開始されている．断酒会と AA の違いは表 2-8-1 のとおりである．

D. 自助グループの長所

自助グループの優れている点をいくつかあげてみよう．

1 危険な時間帯に集まる

医療や保健福祉のサポートは病院入院中や施設入所中には 24 時間可能であるが，急性期が過ぎて退院したり，施設を退所して地域での生活が始まれば，当然受けられなくなる．その点，自助グループによる支援は終了もない．AA・GA のミーティングや断酒会の例会は地域によって開催頻度にばらつきはあるものの，大都市では身近で毎日行われている．それも，ちょうど一日の仕事が終わる夕方から夜にかけて，以前であれば飲酒あるいはパチンコをしていた時間帯である午後 7〜9 時頃から 1 時間半〜2 時間開催される．自助グループは危険な時間帯から

表 2-8-1　断酒会と AA の違い

	AA	断酒会
組　織	世界的組織．米国ニューヨーク市に本部．日本では JSO*と地域オフィスがある．	全日本断酒連盟（全断連）が全国組織としてあり，各都道府県に断酒会がある．単立の断酒会も存在する．
原　理	個人の回復には 12 のステップ，グループのあり方には 12 の伝統がある．	断酒の誓い，断酒申請指針，断酒会規範がある．
メンバーシップ・会員	会員名簿や会費はない．氏名を名乗らず苗字や名前のみ，あるいはニックネーム（アノニマスネームとも）を用いる．	会員名簿と会費がある．名前を名乗る．
ミーティング・例会のスタイル	アルコホーリク本人だけが出席するクローズド・ミーティングと誰でも出席できるオープンミーティングがある．	家族（夫婦）で一緒に出席するのが基本である．
スピリチュアリティについて	特定の宗教・宗派とのつながりはないが，「自分で理解する神」「ハイヤーパワー」が 12 のステップに登場する．	スピリチュアルな側面は強調されない．

＊　JSO：AA 日本ゼネラルサービスオフィス

身を守る安全地帯になっている．

2　24 時間の支援

さらに，自助グループでは，互いの助け合いのため，24 時間 365 日の相互支援も可能になる．断酒会であれば会長などの役員，AA・GA であれば経験が豊かで回復した年数も長いスポンサーという相談相手がおり，「飲みたい」「パチンコをしたい」という欲求が出てきたときに彼らに電話をすれば，「次の例会（ミーティング）に飲まないで（パチンコをしないで）会おう」というような励ましがもらえるのである．

3　アクセスの良さ

自助グループは回復者自らが草の根的に作っていくため，断酒会は各都道府県にあり，全国でおよそ 600 の断酒会が毎晩のように例会を開催している（例会場については都道府県ごとの断酒会のホームページを参照）．

AA であれば，世界的に展開しているので，全世界には 200 万人の AA メンバーがいるとされている．日本でもほとんどの都道府県にＡＡのミーティング場があり，特に大都市では盛んである[2]．

GA もホームページに全国のミーティング場の案内がある[3]．

＊2）ミーティング会場については，AA のホームページ「各地のＡＡミーティング会場」http://aajapan.org/meetings/ を参照）

＊3）GA 月間ミーティング開催予定 http://www.gajapan.jp/jicsc-area.html

自助グループへ参加するための条件は「アルコールをやめたい」「ギャンブルをやめたい」ということだけであり，予約したり，申し込んだりする手続きも必要ない．直接，例会場やミーティング場に足を運んでいただき，その会場の司会者などに「初めて参加しました」と言っていただければよい．

費用もほとんどかからない．断酒会は会費制であるが，地域断酒会では入会金1,000円程度，月会費1,000〜2,500円である（全断連のホームページによる）．ＡＡとＧＡには会費はなく，任意の献金である[2]．

4 長期的支援

自助グループの特長として，生涯にわたる長期的な支援がある．医療や回復支援施設での支援は長くても数年であるが，自助グループでは治療や支援が打ち切られることがない．依存症の再発リスクは，やめた後の年月を重ねれば安定してくる半面，人生で経験する大きな出来事による生活の変化（ライフイベント），たとえば定年退職や配偶者の病気や死などのときには高まる．こうしたつらい時期を乗り越えるときに，自助グループの仲間の力が役に立つ．

5 高齢者への支援

近年，定年後にアルコール問題が始まる事例が多くなったという声が，高齢福祉サービスの現場からあがっている．定年までは酒好きではあっても，仕事熱心で大過なく勤め上げた男性が，仕事をやめてから時間を持て余してしまい，昼間から飲酒し，心身の状態の悪化を引き起こしてしまう事例である．自助グループは，こうした問題の予防や回復支援に効果的で，定年後を自助グループの活動に生き生きと取り組んでいる高齢者の姿を見ることができる．全断連では「定年のない生き方」，AAでは「今こそ充実した生き方を」という高齢者のテーマを扱ったパンフレットを発行している．

6 ヘルパー・セラピー原則

こうした自助グループの相互支援では，回復の長い仲間が，新しく来た仲間を助けることによって，自ら助けられる．助けられる人だけでなく，助ける側の人（ヘルパー）にも治療効果（セラピー）がある．これは「ヘルパー・セラピー原則」と呼ばれ，自助グループの根本原理である．

E. 自助グループの課題と取り組み

1 会員の減少

全断連では，会員の減少がある．1994（平成6）年には，約12,000人の会員数であったが，

2015（平成27）年には8,000人まで減少した．「バブル崩壊後の雇用形態の変容により，社会経験に未熟で組織の活動になじまない年齢層が拡大している」のが原因と考えられている[3]．

　全断連では，この減少を食い止めるための取り組みとして，「SBIRTS（エスバーツ）」への協力を進めている．全断連は全国各地の断酒会でこの活動を展開していきたいと考えているが，SBIRTSはアルコール健康障害対策基本法に推進を明記されているものの，いまだに医療分野には十分普及していないのが現状であるという．

　AAでは，先に述べたように会員制度や名簿がない（12の伝統による．AA以外のアノニマス系のグループも同様である）ので正確なメンバー数については確定できないが，3〜4年ごとに行われるメンバーシップサーベイなどによれば，メンバー数は明らかに減少してはいないものの増加もしていないようである．GAについても同様にメンバー数は不明であるが，ミーティング会場は増加を続けている．

2　高齢化

　高齢化が進んでいる日本社会であるが，全断連でも高齢化を深刻にとらえている．全断連では，2016（平成28）年，60歳以上の会員が60％を占めた．断酒会員の高齢化は断酒の継続によって寿命が延びた結果という面もあるが，新入会員の減少という側面もあり，会員数の減少と合わせると憂慮すべき事態ととらえ，若い世代への浸透を模索している．

　AAでは，60歳代以上のメンバーの比率は30％弱と断酒会員より若く，平均年齢は53歳である．2016年に行われたメンバーシップサーベイ[4]では，女性の平均年齢が50歳代となり，前回2013年のサーベイ[5]では40歳代であったので若干高まった．

3　産業保健との連携

　今回のテーマとつながるが，依存症の問題は産業保健分野でも大切である．しかし，今までは結びつきがそれほど強くもてなかった分野でもある．

　近年，職場のメンタルヘルスについては，過労自殺やうつによる休職が増えたため，ストレスチェックの施行や復職の支援（リワーク）などの対応策も取られるようになっている．依存症の問題は，アルコールにしてもギャンブルにしてもメンタルヘルスと大きく関連している．また，多量飲酒は，生活習慣病やがんなどの疾患の発症率を上げ，安全管理面からは，飲酒運転，駅のプラットホームからの転落，痴漢行為や暴行・傷害などの事件・事故との関連も深い．アルコールでもギャンブルでも依存症になると職を失う人が多いが，自助グループは仕事を失う前の介入や治療後のアフターケアとして利用することができる．

　自助グループの人たちは，今苦しんでいる仲間の手助けをしたいと望んでいる．関係者には，自助グループのホームページから情報を得ていただきたいし，できれば近くの会場まで足を運んで，実際に体験をしてほしい．また，職場に赴いて模擬ミーティングを開くこともできる自

助グループもあるので,どんどん活用していただき,依存症から回復した人たちと出会っていただきたいと願っている.

● **参考文献** ●
1) アルコホーリクス・アノニマス　Alcoholics Anonymous World Services Inc.. NPO 法人 AA 日本ゼネラルサービス（翻訳）NPO 法人 AA 日本ゼネラルサービス. 2012.
2) 全日本断酒連盟　ホームページ　http://www.dansyu-renmei.or.jp/mobile/aboutus.html
3) 大槻玄：全日本断酒連盟（アルコール依存症者の自助団体). 厚生労働. p.22-23, 日本医療企画, 2016.
4) AA メンバーシップサーベイ　NPO 法人 AA 日本ゼネラルサービス.
　 http://aajapan.org/wp/wp-content/uploads/2017/01/2016MSS.pdf　2016
5) AA メンバーシップサーベイ　NPO 法人 AA 日本ゼネラルサービス.
　 http://aajapan.org/wp/wp-content/uploads/2015/01/menbershipsurvey2013_display.pdf　2013.

9 アルコール関連問題と自殺

　自殺に関連するメンタルヘルス問題というと，ともすればうつ病ばかりに関心が集中してしまうが，さまざまなアディクションもまた自殺と密接に関連している．その中でも特にアルコール乱用・依存は中高年男性の自殺に無視できない影響が指摘されており，働く人たちの自殺予防という観点で見逃してはならない問題である．

　本項では，さまざまなアディクションの中でも特にアルコール関連問題を取り上げ，まずはアルコールを摂取することがどのように自殺に影響を与えるのかについて，国内外の研究成果を概説したい．その上で，自殺念慮を抱える人や自殺未遂者の支援に当たって留意すべきことについて整理しておきたい．

A. 病的なアルコール摂取（乱用・依存）と自殺との関係

　アルコール乱用もしくは依存といった，明らかに保健医療的な介入・支援を要する問題飲酒は，自殺行動と密接に関連している．海外の心理学的剖検研究（遺族を情報源とした自殺既遂者の実態調査）によれば，自殺者の少なくとも2～3割はその行為の直前にアルコールや薬物の乱用・依存の状態にあったという．国家的対策によって自殺死亡率減少に成功したフィンランドの大規模な心理学的剖検調査[1]にいたっては，自殺既遂者の93％に精神障害への罹患が認められ，なかでもうつ病（66％）とともにアルコール乱用・依存（42％）の罹患率が高かったことが報告されている．

　他にも，アルコール乱用・依存と自殺との密接な関連を指摘する研究は枚挙にいとまがないほど存在する．たとえば週250ｇ以上の大量飲酒が15年後の自殺死亡のリスクを3倍高める，あるいは，アルコール乱用・依存への罹患は将来における自殺のリスクを60～120倍に高めるといった報告[1]がある．また，249例の精神障害者転帰調査を対象とするメタ分析でも，アルコール依存患者の標準化自殺死亡率は6倍と，うつ病とほぼ同等のオッズ比となっている．さらには，アルコール乱用・依存を呈するうつ病患者は，通常のうつ病患者よりもはるかに自殺のリスクが高い，という指摘もある．

　同様の知見はわが国にも存在する．われわれが実施した心理学的剖検研究では，自殺既遂者の21％が自殺前1年以内にアルコール関連問題を呈しており，そのうちの8割がアルコール乱用・依存の診断に該当することが確認されている．特に注目すべきなのは，この21％の自

殺既遂者は全員が仕事をもつ中高年男性であったという点である．しかも，そうした中高年男性の多くが，借金や離婚といった社会的問題を抱える中で「眠るために」飲酒を続けており，最期の行動におよぶ際にもアルコールを摂取し，おそらくは酩酊した状態で実行していたと考えられたのである．

　この調査結果は，働き盛りの男性の自殺予防のためにはアルコール関連問題を無視できないこと，社会的問題を複雑化させ，悩む男性たちをいっそう「崖っ縁」に追い詰める要因としてアルコールの影響が無視できないことを示している．

　アルコール乱用・依存は，自殺念慮や自殺未遂といった，将来の自殺既遂を予測する重要な危険因子とも密接に関連しており，そのことを明らかにした研究は国内にも複数存在する．その中の一つ，依存症専門病院入院中のアルコール依存患者の調査では，患者の55.1％に自殺念慮の経験が，30.6％に自殺企図の経験が認められたことが明らかにされている．さらに驚くべきことにこの調査では，「自殺したい」「チャンスがあれば自殺するつもりである」といった，現在の切迫した自殺念慮について質問してみると，患者の9.8％がこれを自覚していたという事実も明らかになっている．

　それでは，なぜアルコール乱用・依存は，人の自殺リスクを高めるのであろうか？　その理由には，以下の3つの要因が考えられる．

　第一の要因は，併存する精神障害によるものである．実際，アルコール乱用・依存患者の中には，気分障害やパーソナリティ障害といった，それ自体が自殺リスクの高い精神障害を併存する者が少なくないが，そこにアルコール乱用・依存が加わると，そうした精神障害のさらなる悪化をもたらし，自殺リスクの上昇をもたらす可能性がある．

　第二の要因は，二次的な心理社会的状況の悪化によるものである．アルコールに起因するさまざまなトラブルは，失職や逮捕・服役，離婚や絶縁といったかたちで，乱用・依存者の経済的な破綻や社会的な孤立を引き起こす．アルコール乱用・依存は，このような間接的なプロセスを介して自殺リスクを高める可能性がある．

　そして最後の要因は，アルコールという精神作用物質が中枢神経系に対して与える直接的影響——つまり酩酊によるものである．すなわち，アルコールの薬理作用が気分を変容させ，さらには衝動性を亢進させることで，自殺行動を促進するのである．このことの傍証となるのは，自殺既遂者の32〜37％，自殺未遂によって救急医療機関に搬送された患者の40％から血液中のアルコールが検出される，という報告であろう．実際，臨床現場では，飲酒酩酊下で自殺行動におよんだ自殺未遂患者から，「死にたいと思っていたが，死ぬ勇気はなかった．でも，酔ったら恐怖感がなくなって」，さらには，「つらいとは思っていたが，死のうとまでは考えていなかった．でも，酔っ払ったら死んだら楽になるという考えで頭がいっぱいになってしまった」といった発言を聞くのはまれなことではない．アルコール酩酊は自殺行動を促進するだけでなく，同時に，自殺念慮を誘発することがある点にも注意すべきであろう．

B. 正常範囲内（乱用・依存未満）のアルコール摂取と自殺との関係

　前節では，アルコール乱用・依存という，いわば病的なアルコール摂取パターンが引き起こす自殺関連事象について論じたが，正常範囲内のアルコール摂取であっても，酩酊によって自殺リスクが高まる可能性がある．

　実際，そのことを支持する知見として，海外には，国内の年間アルコール消費量と自殺死亡率との間における有意な相関を支持する研究が数多く存在する．たとえば旧ソビエト連邦では，ペレストロイカ時代におけるアルコール販売制限と自殺死亡率の減少との有意な正の相関が確認されており，米国でも，最低飲酒年齢の引き上げが若年者の自殺率減少に寄与したことを指摘する研究がある．デンマークにも，アルコール飲料の価格高騰が自殺率低下に寄与したことを指摘する報告がある．こうしたアルコール消費量と自殺死亡率との正の相関関係は男性，それも生産年齢にある男性に限定されたものである．たとえばフィンランドでは，15～49歳の年齢層の男性ではアルコール消費量と自殺率との間に正の相関が認められたが，50歳以上の年代では相関が認められなかったという．

　わが国には，男性の地域住民のアルコール消費量と自殺死亡率に関して，2つのコホート調査がある．その一つ，Akechiらによる研究では，日本人のアルコール消費量と自殺死亡率との興味深い関連を示唆している．すなわち，アルコールを「まったく飲まない」者は，「月に3日以下飲む」という者よりも自殺による死亡リスクが高いが，日本酒換算にして1日約2合半以上飲む（1週間で18合）」という者では，飲酒量の増加に相関して自殺による死亡リスクが高まるというのである．この結果は，わが国では，アルコール消費量と自殺死亡との関係は，虚血性心疾患などと同様，「J字型」の相関関係にあることを示唆する．しかし，もう一つ，Nakayaらによるコホート調査では，まったく飲まない人が最も自殺死亡のリスクが低く，飲酒量の増加に伴って自殺死亡リスクが高くなる，という正の相関が確認されている．この2つのコホート研究が示唆しているのは，アルコール乱用・依存の診断に該当するか否かに関係なく，多量に飲酒すること自体が自殺の危険因子となりうるということである．

　正常範囲内のアルコール摂取が自殺に与える影響という観点からいうと，もう一つ忘れてはならないことがある．それは，精神科治療中のうつ病患者の飲酒である．われわれの研究では，精神科治療中の女性うつ病患者では，依存水準に達しない過量飲酒でも自殺リスクを高め，抑うつ症状を重篤化させる可能性があること，さらには，精神科治療中の男性うつ病患者は，月に10日以上飲酒する日がある場合には，自殺による死亡リスクを高める可能性があることが明らかにされている．

　以上を踏まえると，自殺予防のための啓発としては，医療関係者はもとより一般の人たちに対しても，アルコールとうつ，自殺との関係に関する知識を浸透させていく必要があるといえるだろう．その際，伝えるべきことは以下の4点に集約することができる．第一に，「いかな

る場合でも飲み過ぎない」，第二に，「悩んでいるときには，飲みながらものを考えない（酩酊状態での思考は自己破壊的な結論へと至りやすい）」，第三に，「眠れないときには飲酒するのではなく，専門医に相談すること（飲酒は睡眠の質を低下させ，最終的には不眠を悪化させる）」，そして最後に，「うつ病の治療中は原則として禁酒とすること」．

このような知識が広く共有されるだけでも，防げる自殺はあるはずである．

● **参考文献** ●
1) 松本俊彦：アルコールとうつ・自殺──「死のトライアングル」を防ぐために．岩波書店，2014．

10 自殺のリスクアセスメントとマネジメント

ここまでアルコール関連問題と自殺との密接な関連について,国内外の知見を概説してきた.本項では,アルコール関連問題をはじめとする,さまざまなアディクションを抱える人に対する,自殺のリスクアセスメントとマネジメントのポイントを整理しておきたい.

A. 自殺のリスクアセスメント

アルコール乱用・依存患者は,治療のさまざまな経過の中で自殺リスクが高まる可能性がある.飲酒が止まらない時期には,酩酊に後押しされた衝動的な自殺行動が危惧されるし,断酒直後には,アルコールの離脱による焦燥感が一過性に自殺衝動を高めることがある.そして安定的な断酒継続期には,これまでアルコールの薬理作用によって一時的に緩和され,かつ覆い隠されてきた併存精神障害が悪化することで,自殺リスクが高まることがある.

いずれにしても,「ふだんと様子が違う」と感じたときには,必ず一度は自殺リスクが高まっている可能性を念頭に置き,自殺念慮を確認する必要がある.

1 自殺念慮を聞き出す

あたりまえの話だが,すべての自殺行動は自殺の意図に基づいて行われる.したがって,自殺におよぶ人は誰もがその直前に「死にたい」という自殺念慮を抱いている.なかには,それをはっきりと言葉で表明する者もいるが,患者によってはその気持ちを隠すことがある.隠す背景には,患者側の,「自殺したいと思うのは弱さの証拠であり,恥ずべきこと,道徳に反すること」「頭がおかしくなったと誤解されたくない」「自殺を邪魔されたくない」などといった思いがあるが,自殺念慮が隠されているかぎり,われわれはその患者の自殺を防ぐことはできない.こう断言してもよい.臨床現場で遭遇する自殺の大半は,援助者側が,患者が胸に隠しもつ自殺念慮の存在に気づかなかったことによって生じている.したがって,まず重要なのは患者の自殺念慮を聞き出し,その存在を確認することである[1]).

自殺念慮について質問する際,以下の点に注意する.

① 自分のストレス軽減のために誘導尋問的な質問をしない(例:「死にたい気持ちは少しはおさまりましたか?」,「まさかもう自殺なんて馬鹿なことは考えていないですよね?」).

② 婉曲な表現は避け,「自殺」と率直な表現を用いる(率直さは,「私には自殺について話

してもいいんですよ」という援助者の意図を伝えるメタメッセージとなる).
③ 「ほんの一瞬,脳裏をかすめただけというのでもけっこうですから話して下さい」などと,患者が自殺念慮を話しやすくなるような問いかけをする（患者は,「援助者は本気の自殺行動を考えている患者にしか関心がなく,自殺念慮の話には関心がない」と思い込んでいることがある).

2 「死にたい」という発言への対応

この言葉は患者が自発的に言う,あるいは,上述した自殺念慮に関する質問への回答として語られることもあろう.いずれの場合にも,以下の点に注意する.

① 告白に感謝する：こちらの質問に対して,あるいは患者から自発的に「死にたい」という言葉が出てきた場合,訴えを軽視しないで真剣に向き合い,共感と支持,思いやり,そして支援を約束する姿勢が伝わることが大切である.

② 「自殺はいけない」はいけない：安易な励ましをしたり,やみくもな前進を唱えたりすべきではない.「残された人はどうするのだ」「家族の身になってみろ」「死んではいけない」という叱責や批判,あるいは強引な説得を試みたり,自殺の是非をめぐって議論を挑んだりすることも有害である.「自殺はいけない」と決めつけられた時点で,患者はもはや正直に自殺念慮を語ることができなくなる.

③ 「聴くこと」と「質問すること」：自殺念慮の告白に対して,われわれ援助者がすべき対応はさしあたって2つである.一つは,「聴くこと」である.患者の主張がたとえ論理的に妥当なものではないとしても,ひとまず相手の言い分に耳を傾ける態度が重要である.その際,相手の発言の中で重要と思われる言葉を援助者が繰り返す,あるいは,援助者が「つまり,あなたは〜の問題で困っているのですね？」と合いの手を入れ,患者が抱えている問題を明確化することがポイントである.もう一つは,「質問すること」である.「あなたを死にたいと考えさせるに至った原因について,もう少し具体的にお話しいただけますか？」といった質問によって,自殺念慮の背景にある問題——健康の問題や家庭問題,あるいは経済・生活問題など——を明らかにする必要がある.われわれ援助者がすべきことは,自殺の是非を哲学的もしくは道徳的に判断することではなく,自殺念慮の背景にある問題を同定し,その解決に向けてマネジメントすることである.

3 「死にたい」と誰かに告げることの意味

患者の自殺念慮と向き合う際に理解しておくべきことは,3つある.

第一に,自殺念慮は誰彼かまわずに告白されることはなく,「この人ならば理解してくれるかもしれない」という相手を選んで告白されるものである.その意味で,「患者から自殺念慮の訴えをされることが少ない」という援助者は,自分の日頃の臨床態度を反省する必要があるかもしれない.

第二に，自殺念慮の告白は面接の終了時間の間際，あるいは，われわれ援助者の就業時間の終わり間近や，これから帰宅しようとするタイミングでなされることが多い．こうした性質ゆえに，援助者はしばしば自殺念慮の訴えを「操作的」とか，「援助者をコントロールしようとしている」などと誤解しがちである．しかし実際には，患者はずっと以前からそのことを伝えようとしながらも勇気が出ずに躊躇しており，「もうあと少ししか時間がない」という状況に追い詰められてやっと告白できた，という場合が多い．

　そして最後に，「死にたい」という告白には，「死にたいほどつらいが，もしもそのつらさが少しでもやわらぐのであれば，本当は生きたい」という意味がある．重要なのは，「死にたい」という言葉の向こう側にある現実的問題をどう解決するかであって，自殺の是非を議論することではない．その点に関しては，援助者は患者との間で治療同盟を確立するように努めるべきである．

B. 自殺のリスクマネジメント

1　自殺の背景要因に対して介入する

　前項で述べたように，患者の自殺念慮を確認したら，次は，その気持ちの背後にある現実的問題を同定し，自殺の動機に結びついている苦痛や困難を減少させる必要がある．その際，精神医学的要因にとどまらず，心理社会的ならびに経済的要因まで広範な評価を行い，必要なソーシャルワークを試みる．たとえば，背景要因として，多重債務や家庭内における暴力被害，介護や家事，育児のストレス，生活苦の問題といった現実的な問題がある場合は，司法書士や婦人相談所，福祉事務所につないだり，地域の保健師と連携し，定期的な訪問を依頼するなどの方策を検討する．

　自殺の危険因子と呼ばれているものの多くは，自殺未遂歴や被虐待歴，離婚歴などといった，変えることのできない過去のイベント，すなわち静的要因である．したがって，罹患する精神障害の治療や自殺の手段・方法へのアクセスを悪くする（たとえば処方薬の管理など）などを除けば，ほとんどの危険因子を取り除くことができない．そこで重要になってくるのは，危険因子に拮抗する保護的因子をいかに増やすかである．保護的因子の中でも，最も容易かつ速やかに効果を発揮するのは，所属感の減弱に対する介入である．したがって，主治医以外にも患者に関わる援助者を医療機関内，地域内に増やし，チームで患者を支援できるのが理想的である．

2　支援資源に確実につなげる

　患者に必要な支援資源が判明し，他の相談機関や援助機関に紹介する際には，確実につなげる配慮をしなければならない．精神的に追いつめられた自殺念慮を呈するに至った患者は，注意力や判断力，記憶力が低下しており，援助者の指示をうわの空で聞き流していることがある．

また，自殺を決意した患者は，自分の人生にプラスとなる行動に消極的であり，面接で同意したからといって，助言通りに実行するとは限らない．したがって，紹介機関に援助者が同行する，患者の家族に同行を依頼する，患者の目の前で連絡を取り，確実に対応してもらえる日程を押さえる，説明した内容の要点をメモにして渡すなどの工夫が必要である．

　ここで重要なのは，援助者自身が紹介先機関のスタッフと面識があったりすると，患者がつながる率も高くなるということである．さまざまな領域の支援で再三繰り返されていることではあるが，やはり援助者同士が「顔と顔でつながっている」ことの強みは，自殺予防においても同様である．なお，さまざまな機関につなげた後は，各種機関と情報を共有し，適宜，会議を開催し，援助方針について確認できる場があるとよい．

3　生活全体を視野に入れて支援する

　精神科医療関係者が陥りやすい問題点として，「自殺の引き金となった主要なイベント」と「患者が抱えている精神障害の治療」だけに注意が偏りやすいというものがある．

　忘れてはならないのは，その患者は自殺リスクを抱えており，今回，自殺企図におよんだことで自殺潜在能力は以前よりも高まっているという事実である．このことは，今回の自殺の引き金となった否定的イベントよりも比較的些細なイベントでも，患者は自殺行動におよぶ可能性があるということを意味する．したがって，患者の日常生活全般におけるさまざまな困難や苦痛に対する配慮が必要である．

4　処方薬の調整・管理，および物質乱用に介入する

　もしも今回の自殺企図が過量服薬によるものであれば，これまで患者に提案しても拒まれてきた処方調整をする好機である．精神科治療薬を調整する際には，たえず過量服薬をされる危険性を念頭に置く必要がある．過量服薬をされた際に生命に危険性の少ない薬剤を選択し，過量服薬した際の身体への影響が予測しやすいように，可能な限りシンプルな処方内容とすることを心がけるべきである．過量服薬を避けるために，家族などに治療薬の管理を依頼することも大切である．

　われわれの心理学的剖検研究では，自殺直前まで精神科治療中であった自殺既遂者の多くは，最期の致死的行動におよぶ直前に処方薬を過量摂取し，おそらくは酩酊による脱抑制状態にあった可能性が示唆されている．そうした処方薬の中でも特にベンゾジアゼピン受容体作動薬は意識水準に影響を与えるとともに，その顕著な耐性形成性によって過量服薬を誘発しやすい可能性がある．実際，OkumuraとNishi[2]は，ベンゾジアゼピン受容体作動薬を投与されていた患者は，そうでない患者よりも過量服薬を起こすリスクが高いことを明らかにしている．さらに，すでに販売停止となっているが，一部で在庫が流通しているベゲタミン®（バルビツレートを含有する合剤）は，過量服薬時に自殺既遂となるリスクを著しく高める．

　飲酒習慣をもつ患者には禁酒を指導することも必要である．すでに前節で触れたように，わ

れわれの研究では，飲酒問題を抱えていた自殺既遂者の全員が自殺時に酩酊し，おそらくは衝動性が高まった状態で最期の行動におよんでいたことが明らかにされている．

5 自殺念慮者の心性に配慮した関わりを心がける

自殺念慮を抱く者の心理は両価的である．つまり，「死にたい」という訴えの背景には，「助けを求める気持ち」と「助かりたくない気持ち」とが同時に存在しているのである．前者ゆえに，その言動はときに演技的，操作的なものにみえてしまい，援助者の陰性感情を引き起こす．その一方で，後者は，援助者の助言や指示に従わない挑戦的な態度として現れ，やはり援助者の陰性感情を刺激する．

要するに，いずれにしても，自然念慮を抱く患者は，援助者にとって対応困難な患者であることが多い．ときには援助者が，患者に対する怒りや敵意を制御できなくなり，管理的・支配的な態度を取ってしまうことがある．そうなると，患者が援助者に心を閉ざし，結果的に自殺のリスク評価が困難となってしまったり，治療が中断され，自殺のリスクをいっそう高めてしまったりする．むしろ援助者はあらかじめ，「自殺リスクの高い患者は援助者に対して挑戦的な態度を取る傾向がある」と心得ておいた方がよい．

また，自殺念慮を抱えている者は自尊心が低下し，無力感にとらわれている．ここで注意すべきなのは，自己効力感の乏しい者ほど自身の無力を否定し，自身を取り巻く状況をコントロールすることに執着する傾向があるということである．それゆえに，自殺リスクの高い患者との治療関係は，ともすれば「綱引き」状態，もしくはパワーゲームの様相を呈しやすく，患者側も，自己決定権を侵害されたと感じるような強引な援助に敏感である．したがって，他の相談機関の紹介や治療・援助方針の策定，家族への向精神薬の管理依頼，あるいは家族や医療機関などへの情報照会にあたっては，できる限り患者の同意を得るように努め，協働的な治療関係の構築を心がけるべきである．もちろん，最終的には患者の意向に反した対応をせざるを得ない事態もあるが，その場合でも，同意を得るべく援助者が努力をしたプロセスが大切である．

6 守秘の原則は適用されない

いま述べた「協働的」という姿勢と矛盾するようだが，自殺念慮者や自殺未遂者の援助においては，守秘義務の原則は適用されないことも強調しておきたい．患者自身が「このことは家族には言わないでください」と訴えた場合にも，「あなたを守るためにそれが必要である」ことを粘り強く説明すべきである．もしも家族と連絡を取らないまま対応し，その後まもなく自殺既遂もしくは再企図となった場合の訴訟リスクは無視できない．

とはいえ，患者の意向を無視して家族に連絡を取ることで，患者との治療関係が破綻するリスクも皆無ではない．そこで，患者が家族への連絡を拒んだ際には，「もしもあなたの家族がこのことを知ったらどんな反応を示すと思いますか？」と質問してみるのも一法である．患者が恐れているのはしばしば，「自分が自殺を考えている」という事実を家族に知られること自

体ではなく，「その事実を知った家族の反応」である．その反応の多くは頭ごなしの叱責か，本人が抱く自殺念慮を否認したり，矮小化してとらえたりする事態である．その背景には，家族自身が何らかの問題を抱えて余裕を失っているなどの問題がある．

7 「自殺しない契約（No Suicide Contract/Suicide Prevention Contract）」

プライマリケア医向けの研修会では，自殺念慮を抱く患者や自殺未遂におよんだ患者との面接では，「自殺しない契約」をするように推奨されることが少なくない．しかし，こうした「自殺しない契約」の有効性を証明した研究は存在しない．むしろ近年，米国では，その有効性に関するエビデンスが何もないにも関わらず，あまりにもこの「契約」が臨床現場で過大評価され，ときにはルーチン業務として実施されてきたことが問題視されるようになっている．実際，ルーチン業務として，あたかも「流れ作業的」に行われる「自殺しない契約」には，単にスタッフの不安を軽減する以上の効果はない．Shea[3]によれば，この契約に同意した直後に自殺した患者は意外に多く，特に強固な自殺意図をもつ患者の場合，表面的な同意でその意図を隠し，自殺を遂行しやすい状況を手に入れる傾向があるという．

その一方で，筆者の経験でも，援助者とのこの種の契約のおかげで「自殺しないですんだ」とか，「生き延びることができた」と語る患者はまれではない．このことは，この「自殺しない契約」には一定の意義があることを示している．

要するに，この契約を生かすも殺すも，「誰との間で契約するのか」なのであろう．つまり，救命救急センターのスタッフのように，今後の患者と会う予定のない援助者が単回の介入の中で，あくまでもルーチン業務の一環として行う場合，この契約には何の自殺予防効果もなく，場合によっては有害なことさえある．しかし，継続的な援助関係の保証とともにこの契約がなされた場合には，治療的な意味をもつ．この契約は，継続して患者に関わる援助者との間のみ効力を発揮するものなのであり，「時間限定の契約」として，毎回の面接のたびに確認されるべきものである．

なお，この契約は自殺のリスクアセスメント・ツールではない．この契約に同意することによって確認されるのは，「自殺の危険がない」ということではなく，あくまでも「自殺したくなったら必ず連絡する」という治療同盟なのである．したがって，この約束を交わす際には，緊急時に対応できる精神科救急窓口や夜間相談窓口の連絡先を伝えておく必要がある．

8 入院の功罪

自殺念慮が存在するだけでなく，具体的に自殺の計画を立てている場合には，リスクは切迫している．特に自殺の意図が強固になってくると，患者は周囲の援助者を「敵」と見なし，援助に対して拒絶的な態度を取るようになる．この状態は非常に危険であり，患者の安全を物理的に確保するために，非自発的な入院治療に踏み切らざるを得ない．

しかし，ただやみくもに非自発的入院とするのではなく，すでに述べた通り，患者の同意を

得る努力はすべきである．また，同意が得られない場合でも，入院と判断した根拠と主治医としての決意は明確に伝えておく必要がある．ちなみに，Chiles と Strosahl は，「精神科病院への入院が自殺を減らすというエビデンスはなく，自殺は，他のいかなる施設よりも，精神科病棟と刑務所で起きている」と述べている．Joiner らもまた，精神科病棟に入院した自殺者の半数が，入院した最初の週，もしくは退院した最初の週に自殺していると指摘している．特に Chiles と Strosahl[4] が警告しているのは，精神科入院による医原性の副作用―非自発的入院という自己決定権の剥奪体験が自殺リスクを高める―である．

とはいえ，入院治療が無意味とはいえない．実際，精神障害に対する急性期治療などでは，入院治療は確実に危険因子の解決に有効であり，入院は，患者の安全を確保した状況のもと，家族内葛藤や生活基盤の調整ができるというメリットもある．問題なのは，単に援助者や家族の安心のためだけに，「物理的に行動を制限する」だけの入院である．

9 家族の支援

家族が患者の自殺行動を叱責・非難する，あるいは，患者の自殺念慮を否認・過小視する背景には，家族自身が患者の自殺行動に強い衝撃を受けて生じる自責感と，患者本人に対する怒りが存在する．たとえ，当初は患者の自殺行動に同情的な態度を取っていた家族であっても，患者の自殺行動が繰り返されたり，いつまでも自殺念慮が持続したりすると自分たちが攻撃・非難されているような感覚に陥り，患者に対する怒りや敵意をコントロールできなくなってくる．その中で意図に反して，患者を深く傷つけるような発言をしてしまうこともまれではない．

こうした家族の攻撃的もしくは挑発的な言動は，患者の再企図のリスクを高めてしまう場合が多い．そうした事態を避けるためにも，家族の苦労をねぎらうとともに，家族に対する具体的な助言と，支援の方針と限界を丁寧に説明する必要があろう．

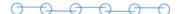

本項では，アディクション問題の中でも特に働く人に多く見られるアルコール関連問題を取り上げ，自殺ハイリスク者に対する，リスクアセスメントとマネジメントのポイントを整理した．

実は，アディクションの支援と自殺ハイリスク者支援とは共通した特徴がある．それは，支援にあたって大事なのは治療継続であり，高頻度のコンタクトがよい転帰につながるという点である．特に自殺未遂者の再企図の大半は，前回の企図から 1 年以内に発生しており，自殺企図後，少なくとも 1 年間は比較的高頻度に診察を行い，定期的に自殺念慮に関する評価を行う必要がある．それには，まずはアディクション問題の支援が継続できていることが不可欠といえるであろう．

● **参考文献** ●
1) 松本俊彦：もしも「死にたい」と言われたら 自殺リスクの評価と対応．中外医学社，2015．
2) Okumura Y, Nishi D：Risk of recurrent overdose associated with prescribing patterns of psychotropic medications after nonfatal overdose. Neuropsychiatr Dis Treat 13：653-665, 2017.
3) Shea SC：The Practical Art of Suicide Assessment：A Guide for Mental Health Professionals and Substance Abuse Counselors, Wiley, 2011.（松本俊彦監訳「自殺リスクの理解と対応―「死にたい」気持にどう向き合うか」，金剛出版，2012）．
4) Chiles JA, Strosahl KD：Clinical manual for assessment and treatment of suicidal patients. American Psychiatric Publishing, 2005（高橋祥友訳 J・A・チャイルズ，K・D・ストローザル著「自殺予防臨床マニュアル」，星和書店，2008）．

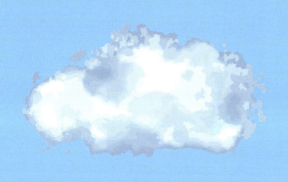
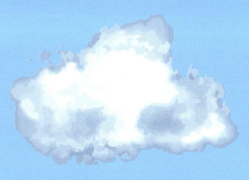

第3章
職場における喫煙の問題

1 ニコチン依存症の診断と治療

A. ニコチン依存症とは

1 ニコチンの依存性とその特徴

　たばこは，アルコールや覚醒剤などの他の薬物に比べ，離脱症状（禁断症状）が目立たない，あるいは家庭崩壊や犯罪など社会に対する害は少ないなどの理由で，依存性薬物として認識されてこなかった歴史がある．しかし，近年の多くの研究の結果，ニコチンには精神依存性だけでなく，身体依存性があることがわかり，喫煙習慣の本質はニコチン依存症としてとらえられるようになった．ニコチン依存症という病気は，世界的に広く用いられている世界保健機関（WHO）の疾病分類では，「精神・行動障害」に分類されている．

　ニコチン依存についてまとめたイギリスの王立内科学会の報告書（2000年）[1] によると，① ニコチンの使用を中止することの困難性は，アルコールやヘロイン，コカインと同等であり，自力で禁煙した場合，約2/3の喫煙者が禁煙3日以内に喫煙を再開すること，② 身体依存性の証拠となる耐性の強さにおいて，ニコチンはアルコールやヘロインと同等であり，コカインより強いこと，③ 身体依存性を示すもう一つの証拠である離脱症状の強さはアルコールやヘロインより弱いものの，コカインよりは強い，と結論づけられている．

　ニコチン依存において特筆すべき点は，ニコチンは依存性薬物の中で，依存症の人数と超過死亡数が最も多いことである[1]．2016（平成28）年の人口動態調査と国民健康栄養調査をもとに推定したわが国の喫煙人口は1,940万人であるが，そのうち約7割[2]に当たる1,360万人がニコチン依存症と診断される．喫煙による超過死亡数は年間13万人と推計され，死亡原因の第1位を占めている[3]．

2 ニコチン依存症のメカニズム

　たばこを吸うと，肺から吸収されたニコチンは静脈注射をするよりも早い時間で脳に達する．ニコチンは，「脳内報酬回路」といわれる神経系（快楽神経群ともいう）にある α4β2 ニコチン作動性アセチルコリン受容体（いわゆる「ニコチン受容体」）に作用して，快楽物質であるドーパミンを過剰に放出させる[4]．喫煙しない人ではアセチルコリンがこの受容体に作用してドーパミンを分泌するが，ニコチンはアセチルコリンに比べてより強く結合しやすく，代謝されるまでの時間が長いため，ドーパミンが過剰に分泌され，非日常的な強い快感をもたらす．この

ことが，ニコチンという薬物を繰り返し摂取する行動へとつながっていく．

　アンフェタミンやコカインなどの他の依存性薬物も，ニコチンと同様のメカニズムでドーパミンの放出を促進することがわかっており，この神経回路が薬物依存の成立ならびに維持に中心的に関わっているものと考えられている．喫煙者はニコチンを頻回に摂ることによって，脳内のニコチン受容体の数が増加し，このことが喫煙本数の増加や禁断症状の強さと関係するといわれている．

　ニコチンは，ドーパミン（快感，食欲抑制）だけでなく，ノルエピネフリン（覚醒，食欲抑制），セロトニン（気分の調整，食欲抑制），アセチルコリン（覚醒，認知作業の向上），バソプレッシン（記銘力の向上），β-エンドルフィン（不安や緊張の軽減）などの脳内神経伝達物質の分泌にも関わっている[4]．喫煙してニコチンを常時摂るようになると，これらの脳内物質の調節をニコチンに委ねた状態になってしまう．そのため，禁煙すると，これらの神経伝達物質の分泌が低下し，さまざまなニコチン離脱症状（いわゆる禁断症状）が出現して，禁煙を困難にする場合がある．

3　ニコチン離脱症状

　離脱症状は，依存性薬物の長期使用後に摂取を中止した際に出現する不快な精神的あるいは身体的症状をさす．これらの症状は，薬物に特異的である．ニコチン離脱症状の中で頻度の高い症状には，いらいら，抑うつ，落ち着きのなさ，集中困難，食欲亢進，喫煙欲求がある（表3-1-1）[5]．離脱症状の多くは，ニコチンの摂取中止後おおよそ2〜4週間程度で軽快するが，食欲亢進，口腔内の潰瘍，便秘のように，4週以上にわたって持続するものもある．

表3-1-1　主なニコチン離脱症状

症　状	持続期間	頻　度
いらいら・易攻撃性	<4 weeks	50%
抑うつ	<4 weeks	60%
落ち着きのなさ	<4 weeks	60%
集中困難	<2 weeks	60%
食欲亢進	>10 weeks	70%
軽度の頭痛	<48 hours	10%
夜間覚醒	<1 week	25%
便秘	>4 weeks	17%
口腔内の潰瘍	>4 weeks	40%
喫煙欲求	>2 weeks	70%

［文献5）より引用］

B. ニコチン依存症の診断

1 ニコチン依存症のスクリーニングテスト

　わが国では2006年から禁煙治療が健康保険で受けられるようになった．この保険適用が実現したのは，喫煙が「治療が必要な病気」だからである．健康保険においてニコチン依存症を診断するために使われている方法が，表3-1-2に示すTDS（Tobacco Dependence Screener）である[6]．TDSは，WHOや米国精神医学会による国際的な診断基準をもとに開発されたスクリーニングテストである．10項目の質問で構成されており，「はい」を1点，「いいえ」を0点とし，合計得点を計算して，合計点が5点以上をニコチン依存症と診断する．このテストは日本人を対象に信頼性と妥当性の検討がなされており，WHOの面接法による診断結果とよく一致することが報告されている[6]．

2 ニコチン依存症の程度の評価

　ニコチン依存症の程度を評価するために世界的に広く用いられているのが，ファーガストロームのニコチン依存度テスト（Fagerstrom Test for Nicotine Dependence：FTND）*)である[7]．FTNDは6項目の質問で構成され，0～10点の幅でニコチン依存度スコア（FTND

表3-1-2　ニコチン依存症のスクリーニングテスト（TDS）

1. 自分が吸うつもりよりも，ずっと多くタバコを吸ってしまうことがありましたか．
2. 禁煙や本数を減らそうと試みて，できなかったことがありましたか．
3. 禁煙したり本数を減らそうとしたときに，タバコがほしくてほしくてたまらなくなることがありましたか．
4. 禁煙したり本数を減らしたときに，次のどれかがありましたか．（いらいら，神経質，落ち着かない，集中しにくい，ゆううつ，頭痛，眠気，胃のむかつき，脈が遅い，手のふるえ，食欲または体重増加）
5. 4でうかがった症状を消すために，またタバコを吸い始めることがありましたか．
6. 重い病気にかかったときに，タバコはよくないとわかっているのに吸うことがありましたか．
7. タバコのために自分に健康問題が起きているとわかっていても，吸うことがありましたか．
8. タバコのために自分に精神的問題注)が起きているとわかっていても，吸うことがありましたか．
9. 自分はタバコに依存していると感じることがありましたか．
10. タバコが吸えないような仕事やつきあいを避けることが何度かありましたか．

回答方法：「はい」（1点），「いいえ」（0点）で回答を求める．「該当しない」場合（質問4で，禁煙したり本数を減らそうとしたことがない等）には0点を与える．
判定方法：合計点が5点以上の場合，ニコチン依存症と診断．
注）禁煙や本数を減らしたときに出現する離脱症状（いわゆる禁断症状）ではなく，喫煙することによって神経質になったり，不安や抑うつなどの症状が出現している状態．

［文献6）より引用］

*）FTNDは最近FTCD（Fagerström Test for Cigarette Dependence）と改名された．ただし，内容に変更はない（Fagerström K：Determinants of tobacco use and renaming the FTND to the Fagerström Test for Cigarette Dependence. Nicotine Tob Res 14（1）：75-78, 2012.）

指数，表 3-1-3）が算出される．FTND 指数は喫煙量とよく相関する．指数が高いほど禁煙後のニコチン離脱症状が強く出やすいことがわかっており，禁煙方法の選択や禁煙後の対処法についてアドバイスをする上で有用である．FTND の 6 項目のうち，喫煙本数と朝，目覚めてから最初の 1 本を吸うまでの時間は，喫煙量との相関が特に強く，これら 2 項目でニコチン依存度を判定する方法も提唱されている[6]．

喫煙量を客観的に把握するための方法として，呼気一酸化炭素（CO）濃度や尿中ニコチン代謝物濃度の測定法がある[6]．前者は，健康保険による禁煙治療において，ハンディタイプの測定器を使って毎回測定することが医療機関に求められている[6]．呼気 CO 濃度は半減期が 3〜5 時間と短く，禁煙後すぐに正常値に戻るので禁煙を維持する励みにもなる．喫煙者の呼気 CO 濃度は 8 ppm 以上であり，ヘビースモーカーの場合は 20 ppm を超える．

なお，最近流行している加熱式たばこや電子たばこはたばこの葉を燃焼しないため，CO の濃度の上昇がみられない．喫煙量の客観的な評価のためには，尿中ニコチン代謝物濃度の測定が勧められる．

表 3-1-3 ファーガストロームのニコチン依存度テスト（FTND，最近 FTCD に改名）

		0 点	1 点	2 点	3 点
1	朝目が覚めてから何分くらいで最初のタバコを吸いますか	61 分以後	31〜60 分	6〜30 分	5 分以内
2	禁煙の場所でタバコを我慢するのが難しいですか	いいえ	はい		
3	あなたは 1 日の中でどの時間帯のタバコをやめるのに最も未練が残りますか	右記以外	朝起きたときの目覚めの 1 本		
4	1 日何本吸いますか	10 本以下	11〜20 本	21〜30 本	31 本以上
5	目覚めて 2〜3 時間と，その後の時間帯とどちらが頻繁にタバコを吸いますか	その後の時間帯	目覚めて 2〜3 時間		
6	病気でほとんど寝ているときでも，タバコを吸いますか	いいえ	はい		

FTND 指数[注]	[たいへん低い]	[低い]	[ふつう]	[高い]	[たいへん高い]
点	0〜2 点	3〜4 点	5 点	6〜7 点	8〜10 点

[注] わが国では 0〜3 点：低い，4〜6 点：ふつう，7〜10 点：高いと 3 段階で利用されていることも多い．

[文献 7）より引用]

C. ニコチン依存症の治療

1 禁煙治療の保険適用と治療内容

　2006年度の診療報酬の改定において，ニコチン依存症が新たな治療の対象となる病気として位置づけられ，「ニコチン依存症管理料」が新設された[6]．これにより，健康保険を使って外来での禁煙治療が可能になった．健康保険を使った禁煙治療を実施するためには，敷地内禁煙や呼気CO濃度測定器を備えるなどの施設要件を満たした上で，医療機関からの届け出が必要である．現在約16,000の医療機関が届け出を行い，禁煙外来を開設して治療を行っている．

　健康保険適用の患者要件として，① ニコチン依存症に関するスクリーニングテスト（TDS）でニコチン依存症と診断された者，② 1日の喫煙本数×喫煙年数（ブリンクマン指数）が200以上の者，③ 直ちに禁煙することを希望し，禁煙治療プログラムについて説明を受け，文書により同意していること，が定められた．しかし2016年度の診療報酬改定において，35歳未満についてブリンクマン指数の患者要件が撤廃され，未成年者や若年者が保険適用を受けやすくなった．

　禁煙治療は，12週間にわたり合計5回（初診，初診から2週間後，4週間後，8週間後，12週間後）の治療を行う[6]．治療の内容は，カウンセリングと禁煙補助薬による薬物療法の組み合わせである．初診では問診による喫煙状況や病歴の把握，呼気CO濃度測定による喫煙量の客観的確認に続いて，禁煙開始日の設定と問題解決カウンセリング（禁煙にあたっての心配や不安を聞き出して，その解決策を一緒に考える），禁煙補助薬の処方と使い方の説明を行う．再診では，禁煙状況の問診と呼気CO濃度による確認，禁煙継続にあたっての問題解決カウンセリングを行う．

　禁煙治療に要する費用は，健康保険が使える場合（3割負担の場合），ニコチンパッチ（8週間使用）では約1万3千円，バレニクリン（12週間使用）では約2万円の自己負担で済み，1日20本吸う場合のたばこ代（3ヵ月分）に比べて約1/2～1/3の費用で済む[6]．

2 禁煙治療の効果と今後の課題

　禁煙治療の効果については，これまで3回実施された中医協（中央社会保険医療協議会）の結果検証[8]において，治療終了時の禁煙率が55～60%（5回受診完了者では72～82%），治療終了後9ヵ月間禁煙継続率が27～33%（5回受診完了者では46～49%）とほぼ一貫した成績（図3-1-1）が得られ，国際的にみても一定の成果をあげている．

　禁煙治療の利用については，厚生労働省の社会医療診療行為別調査から推定した年間禁煙治療者数は，2012年以降20万人を上回り27万人まで増加したが，2015年以降減少傾向に転じており，直近の2016年では21万人であった[8]．禁煙治療者数が最近減少している理由として，国民健康栄養調査においてたばこをやめたい人の割合が2010年の37.6%をピーク

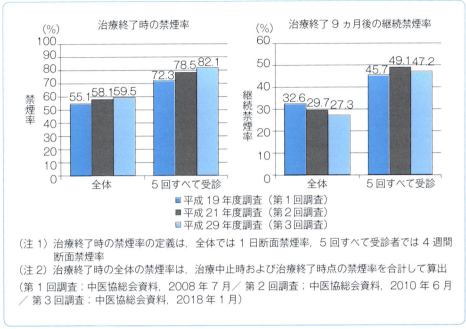

図 3-1-1　保険による禁煙治療の効果

[文献 8) より引用]

に減少し，2016年には27.7%まで減少したことと関連があると考えられる．その背景として，2010年のたばこ税の引き上げ以降，喫煙者の禁煙動機を高めるインパクトのある対策が実施されていないことがあげられる．また，2016年頃から加熱式たばこの流行が顕著になってきており，今後この流行が禁煙治療の利用にどのように影響するのか，注視する必要がある．

禁煙率向上につながる治療方法と指導者トレーニング

1　カウンセリング

　2008年のアメリカの禁煙治療ガイドライン[9]によると，患者の禁煙率を高めるカウンセリングとして，①問題解決カウンセリングと，②医療者が治療の一環として行うソーシャルサポート，の2つの方法が示されている．これらの技法は短時間の簡易な禁煙治療だけでなく，時間をかけて行う集中的な禁煙治療においても有用である．

　問題解決カウンセリングは，禁煙の実行・継続にあたって患者が心配していることを聞き出し，その解決策を一緒に考えることである．このことにより，患者の禁煙に伴う不安を軽減し，禁煙に対する自信を高めるのに役立つ．しかし，カウンセリングに一定の時間を要するので，

医師1人で行うよりも看護師などのスタッフの協力を得て実施するのがよい．問題解決カウンセリングの手法については，後述する日本禁煙推進医師歯科医師連盟が2010年から実施している，eラーニングを受講して学ぶことができる．

問題解決カウンセリングが手段的サポートであるのに対して，治療の一環としてのソーシャルサポートは情緒的なサポートである．この手法も患者の禁煙に対する自信を高めるのに役立つ．具体的には，患者を気にかけていることを態度や言葉で表現しながら，患者を励ましたり，禁煙できたことを褒めることである．患者が本音を話せるような雰囲気や関係を構築しておくことも大切である．患者が家族や友人から受けるソーシャルサポートも禁煙率を高めることが知られており，その利用の可能性について患者と話し合うことも有用である．

2 薬物治療

わが国で使用可能な禁煙補助薬として，ニコチンパッチとニコチンガム，バレニクリンがある．ニコチンパッチとバレニクリンは保険薬として禁煙保険治療において処方ができる．これらの禁煙補助薬はいずれもニコチン離脱症状を抑制して禁煙しやすくするが，バレニクリンでは喫煙した際の満足感を抑える作用もある．ニコチンパッチの使用期間は8週間が標準であるが，必要であれば12週間の保険治療の期間中は処方できる．バレニクリンの標準使用期間は12週間である．最近発表された大規模臨床試験（EAGLES試験）[10]の結果，ニコチンパッチとの直接比較によるバレニクリンの有効性が明らかとなり，ニコチンパッチに比べて1.5倍禁煙率を高めることが示された．また，バレニクリンの精神疾患患者への使用の安全性が確認された．服薬中の自動車運転の問題でバレニクリンが処方しにくい場合，ニコチンパッチの効果をバレニクリン並みに高めるためには，ニコチンガムの併用が勧められる[8]．

わが国でも喫煙率が減少する中で，ニコチンの高度依存や精神疾患を有する禁煙困難例が相対的に増加することが予想される．バレニクリン治療を受けた患者において，治療期間中の禁煙期間が短いと，治療終了後に喫煙を再開しやすいことが報告されている[11]（表3-1-4）．特に禁煙期間が6週以下と短い場合は，10〜11週に比べて3.3倍喫煙を再開しやすい．その他喫煙再開しやすい要因には，① 年齢が若い，② 治療終了時点のニコチン離脱症状が強い，③ 過去の禁煙試行経験あり，がある．このような要因が該当する治療中の患者に対しては，保険適用外ではあるが，12週間の追加治療を勧めるのがよい．追加治療の有効性については臨床試験[8]で確認されており，精神疾患患者の他，上述したように，治療期間中の禁煙期間が短いなど，喫煙再開しやすい特性を有する患者には特に効果が期待できる．ニコチン製剤については，禁煙困難例の対応として，上述のニコチン製剤の併用の他，高用量のニコチンパッチやニコチンガムの利用などが考えられる．

すぐに禁煙せずに本数を減らしながら禁煙したいと考えている患者には，バレニクリンを標準治療の期間の2倍にあたる24週間処方して，最初の12週間は段階的に本数を減らし，その後12週間は禁煙するという治療方法が開発され，その有効性が確認されている[8]．上述の

表 3-1-4　バレニクリン治療後の喫煙再開に関わる要因

要因		オッズ比（95% CI）	
		Lapse（一時的再開）	Relapse（7日以上の再開）
最長禁煙期間（週）	4～6	4.649（2.071, 10.434）	3.337（1.538, 7.239）
	7～9	2.342（1.269, 4.320）	2.474（1.315, 4.654）
	10～11	1.00	1.00
年齢（歳）	21～34	3.453（1.851, 6.441）	3.442（1.795, 6.597）
	35～46	1.553（0.828, 2.913）	1.845（0.943, 3.609）
	47～72	1.00	1.00
ニコチン離脱症状スケール（MNWS）	0	―	1.00
	1	―	1.975（1.097, 3.556）
	2～4	―	3.175（1.166, 8.644）
過去の禁煙試行経験	なし	―	1.00
	あり	―	2.108（1.168, 3.805）

Lapse：治療終了期間中（第13～52週）における一時的な喫煙再開（来所時の呼気CO濃度増加または自己申告に基づく）
Relapse：治療終了期間中（第13～52週）における7日以上の喫煙再開（来所時の自己申告に基づく）

[文献11）より引用]

追加治療と同様，本治療の前半12週間は現在のところ健康保険では認められていないが，保険者による保健事業として自由診療下での実施が可能である[12]．なお，ニコチン製剤を用いた同様の治療プロトコールの有効性についても臨床試験が実施され，喫煙本数の減少効果にとどまらず，禁煙率を高める効果が報告されている[8]．

3　指導者トレーニング

　禁煙治療や支援の効果の向上のためには，指導者トレーニングが重要である．トレーニングにより指導者による禁煙支援の実施率が向上するだけでなく，指導を受けた喫煙者の禁煙率が有意に向上することが明らかになっている[13]．

　筆者らが開発に関わってきた，日本禁煙推進医師歯科医師連盟のプロジェクト（Japan Smoking cessation Training Outreach Project：J-STOP）において開発したeラーニングは，インターネットでの自己学習が可能であるため，忙しい保健医療従事者に有用と考える．禁煙外来用の「禁煙治療版」，日常診療用の「禁煙治療導入版」，保健事業の場用の「禁煙支援版」の3種類がある[13]．トレーニングの効果については，受講者の知識，態度，自信，禁煙アドバイスなどの行動の改善に加えて，受講者間の知識や自信などの格差を改善させることが確認されている．

E. 加熱式たばこ使用者への対応

　加熱式たばこはたばこ事業法に基づくたばこ製品であり、ニコチン依存症などの患者要件を満たせば、加熱式たばこの単独使用者であっても健康保険による禁煙治療の対象となる。加熱式たばこは、たばこの葉を加熱する製品特性から海外で流行している電子たばこほど有害性が減少しないことが報告されており、電子たばこで報告されている禁煙効果も現在のところ明らかではない[14]。さらに、紙巻たばこを併用した場合には健康影響の十分な低減を期待できない。

　たとえ紙巻たばこを加熱式たばこに置き換えることができたとしても、ニコチン依存症が継続するという問題がある。これらのことを踏まえて、加熱式たばこ使用者には、紙巻たばこを吸わずに単独で使用している場合であっても、それをゴールとするのではなく、最終的には加熱式たばこの使用も中止するよう、情報提供や支援を行う必要がある。その際、加熱式たばこを使用することになった思いを受け止めた上で、情報提供を行うことが大切である。

F. 今後の取り組みに向けて

　禁煙治療はわが国では国際的にも早くから保険適用がなされ、その有効性が示されているものの、利用率が低く、その制度が必ずしも有効活用されていない。喫煙の深刻な健康被害を防ぐには、禁煙治療という受け皿を活用しながら、事業者と保険者、健診機関などがコラボして職場の禁煙を推進する必要がある。職場における禁煙推進の枠組みとして、欧米での健康政策に導入されている「介入のはしご」（ポピュレーションアプローチを介入内容や効果のレベル別に8つに分類・整理したもの）[15]をもとに筆者が作成した、たばこ対策の枠組みが参考になると思われる（図3-1-2）。それぞれの職場においてどの程度の取り組みができているのか、自己チェックとしても活用されたい。なお、本項では紙面の都合で健診等の場での短時間支援（禁煙の声かけ、アドバイス）について触れなかった。詳細は厚生労働省「禁煙支援マニュアル（第二版）増補改訂版」[16]を参照されたい。

● 参考文献 ●

1) Royal College of Physicians : Nicotine addiction in Britain. A report of the Tobacco Advisory Group of the Royal College of Physicians. Royal College of Physicians, 2000.
2) 平成24年度厚生労働科学研究費補助金第3次対がん総合戦略研究事業総括・分担報告書（研究代表者 中村正和）. p.17-49, 2013.
3) Ikeda N, Inoue M, Iso H, et al. : Adult mortality attributable to preventable risk factors for non-communicable diseases and injuries in Japan : a comparative risk assessment. PLoS Med 9 (1) : e1001160, 2012.
4) Benowitz NL : Neurobiology of nicotine addiction : implications for smoking cessation treatment. Am J Med 121 (4 Suppl 1) : S3-S10, 2008.

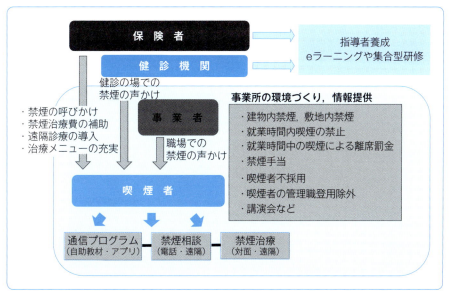

図 3-1-2　職場における禁煙推進の枠組み

5) McEwen A, Hajek P, McRobbie H, et al.: Manual of Smoking Cessation. A Guide for Counsellors and Practitioners (1st ed.). Wiley-Blackwell, 2006.
6) 日本循環器学会, 日本肺癌学会, 日本癌学会, 日本呼吸器学会:禁煙治療のための標準手順書（第6版）. 2014.
7) 9学会合同研究班 編:禁煙ガイドライン. Circulation Journal, 69 (Suppl. IV): 1005-1124, 2005.［その後2010年に改訂（http://www.j-circ.or.jp/guideline/pdf/JCS2010murohara.h.pdf）］
8) 中村正和:喫煙者の治療―禁煙保険治療の現状と展望. 医学のあゆみ 265 (10): 847-853, 2018.
9) Fiore MC, Jaen CR, Baker TB, et al.: Treating tobacco use and dependence: 2008 update. Clinical Practice Guideline. Rockville: US Department of Health and Human Services. Public Health Service, 2008.
10) Anthenelli RM, Benowitz NL, West R, et al.: Neuropsychiatric safety and efficacy of varenicline, bupropion, and nicotine patch in smokers with and without psychiatric disorders (EAGLES): a double-blind, randomised, placebo-controlled clinical trial. Lancet 387 (10037): 2507-2520, 2016.
11) Nakamura M, Oshima A, Ohkura M, et al.: Predictors of lapse and relapse to smoking in successful quitters in a varenicline post hoc analysis in Japanese smokers. Clin Ther 36 (6): 918-927, 2014.
12) 中村正和, 川畑輝子, 増居志津子, 他:病院職員を対象とした禁煙補助薬の新しいエビデンスに基づいた治療の試み―健康保険組合とコラボした充実した禁煙治療メニューの提供とその効果の検討. 地域医学 32 (8): 687-695, 2018.
13) 中村正和, 増居志津子, 萩本明子, 他:eラーニングを活用した禁煙支援・治療のための指導者トレーニングの有用性. 日健教会誌 25 (3): 180-194, 2017.
14) McNeill A, Brose LS, Calder R, et al.: Evidence review of e-cigarettes and heated tobacco products 2018. A report commissioned by Public Health England. Public Health England, 2018.
15) 中村正和:健康づくりにおけるポピュレーション戦略の重要性と国際的動向. 地域医学 30 (3): 185-189, 2016.
16) 厚生労働省:禁煙支援マニュアル（第二版）増補改訂版, 2018. (https://www.mhlw.go.jp/topics/tobacco/kin-en-sien/manual2/dl/addition01.pdf, 2018年7月10日アクセス)

2 喫煙の疫学

A. 喫煙者本人への影響

　言うまでもなく，たばこによる健康被害を一番受けているのは喫煙者本人である．「喫煙者はたばこが体に悪いことを知った上で吸っている」とよくいわれるが，一般の生活者，特に喫煙者は決してたばこの害について十分に知っているわけではない．厚生労働省の調査によると，喫煙でかかりやすくなる病気として「肺がん」と「妊娠への影響」を答えた人はそれぞれ85％，80％と多かったが，「ぜんそく」，「気管支炎」はそれぞれ60％，66％，「心臓病」，「脳卒中」はそれぞれ41％，35％，「歯周病」では27％に過ぎなかった（1997年度喫煙と健康問題に関する実態調査）．これらの割合は喫煙者ではさらに低い．少し古い調査ではあるが，「たばこ＝肺がん」「たばこは妊婦に悪い」という単純化されたイメージしかもっていない人は多いことがうかがえる．

　図 3-2-1 は，日本人におけるたばこと喫煙者本人の疾患等との関連において，「因果関係がある」（レベル1）と判定されたものを示す．ここでいう「因果関係」とは，「その要因を変化させることでその疾患の発生を減らすか，遅らせることができること」と定義されている．つまり図 3-2-1 で示した疾患等は，喫煙しなければリスクを減らすことができるし，現在喫煙者でも禁煙することでリスクを減らすことができる．

　喫煙と関連する疾患としてまず肺がんが思いつくところだが，肺がん以外にも多くのがんが喫煙で引き起こされる．たばこの煙に直接さらされる鼻腔・副鼻腔，口腔・咽頭，喉頭，食道だけでなく，肝臓，胃，膵臓，膀胱，子宮頸部のがんも喫煙が原因の一つとなっている．また，がん患者が別のがんを発症する「二次がん」の原因にもなるし，肺がん患者の生命予後を悪化させる．

　がん以外の疾患では，脳卒中，虚血性心疾患，腹部大動脈瘤，末梢性の動脈硬化といった循環器疾患，慢性閉塞性肺疾患（COPD），呼吸機能低下，結核死亡といった呼吸器疾患，さらには，歯周病，2型糖尿病，妊婦・胎児への影響として早産と低出生体重児がある．

　当然ながら，喫煙は寿命にも影響する．広島・長崎の対象者を平均23年間追跡した寿命調査（Life Span Study）により，喫煙者は生涯非喫煙者より10年程度平均余命が短縮すること（男性で8年，女性で10年），35歳より前に禁煙した者はこの余命の短縮をほぼすべて回復できることが示されている[1]．

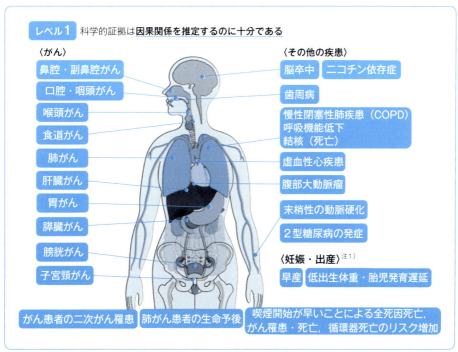

図 3-2-1　喫煙者本人について喫煙と因果関係がある疾患等
注1) 妊婦の喫煙との関連
[文献2) より引用]

B. 喫煙の「効用」？

　喫煙者に健康教育をする際，たばこが体に悪いという話は敬遠されがちである．科学的根拠に基づきながらも，喫煙者の関心を引く情報として，喫煙でリスクが減る（あるいはそのような説がある）疾患をあえて紹介する．日本人では，子宮体がんと妊娠高血圧症候群についてリスク低下が示唆されている．

　たばこに含まれる化学物質やその生体での作用は複雑で，予防的な側面が一部あるのは事実ではあるが，トータルすると害のほうが圧倒的に大きい．また，たばこの健康影響に関する研究は日々更新されており，これまで関連がないと考えられていた疾患についても喫煙との因果関係が確立されつつある．喫煙者の関心を引きつつ，正しく，新しい情報を提供することで，何らかの気づきのきっかけとする意義は大きい．

C. 受動喫煙の健康影響

図 3-2-2 に受動喫煙の健康影響について「因果関係がある」(レベル 1),「因果関係が示唆されている」(レベル 2) と判定されている疾患等を示す.喫煙者本人への影響ほど多くはないが,肺がん,虚血性心疾患,脳卒中,乳幼児突然死症候群 (SIDS),小児のぜんそく既往などは日本人においても受動喫煙との因果関係が確立している.喫煙者本人への影響と比較すると,日本人における能動喫煙の肺がんリスクが 3~4 倍であるのに対して[3],受動喫煙の肺がんリスクは 1.3 倍である[4].喫煙者本人への影響に比べると小さいが,たばこの煙が喫煙者本人以外の疾患のリスクを上げるというのは明確な他者危害であり,その科学的事実は重い.

国民健康・栄養調査によると,受動喫煙の健康影響についても,「肺がん」,「妊婦への影響(未熟児など)」では「なりやすくなる」と答えた者がそれぞれ 82%,81% と多かったが,「ぜんそく」では 65%,「心臓病」では 45% と低かった.また,能動喫煙の健康影響と同様,喫煙者のほうが非喫煙者よりこれらの認知度が低い(いずれも 2008 年国民健康・栄養調査).受動喫煙に関しても,「たばこ＝肺がん」「たばこは妊婦に悪い」という単純化されたイメージしかもっていない人が多いことがわかる.

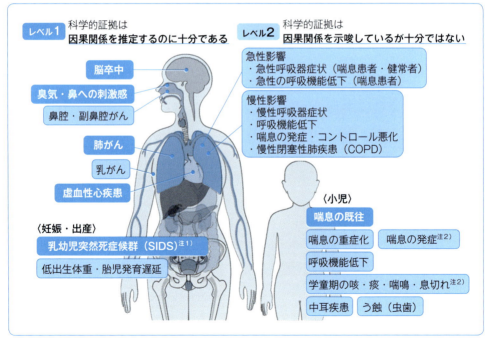

図 3-2-2 受動喫煙による健康影響

注1) 妊婦の能動喫煙および小児の受動喫煙いずれもレベル 1
注2) 親の喫煙との関連

[文献 2) より引用]

D. 屋内を禁煙にすると疾患が減る

たばこ規制枠組条約に沿うかたちで，世界中で屋内禁煙が法的に義務化されている．欧米諸国だけでなく，アジアでも韓国，台湾，タイ，モンゴル，中国都市部などでは，屋内の飲食店などで喫煙が実質的に禁止されている．屋内禁煙の法制化後，その地域の疾患の発生率が下がることも一致して報告されている．図 3-2-3 はそのような研究のメタアナリシスの結果である．急性心筋梗塞，その他の心臓病，脳卒中，および呼吸器疾患の入院件数が，屋内禁煙の法制化後に統計学的に有意に減少し，しかも屋内禁煙の範囲が広くなるほど疾患の減少率が大きい．法制化をきっかけに喫煙者の一部が禁煙したことにより疾患が減った可能性もあるが，法制化という環境要因により疾患を減らすことができるのは注目すべき事実である．

E. たばこ対策の効果についての科学的証拠

たばこが他の生活習慣と大きく異なる点は，単一の要因としての疾患のリスクが著しく大きいことと，その科学的証拠が十分すぎるほど蓄積していることである．ここでいう科学的証拠には，喫煙者の疾患リスクが増加する，あるいは禁煙によりそのリスクが減少することだけでなく，たばこ対策により喫煙率，あるいは受動喫煙が減少することに関する証拠も含まれる．

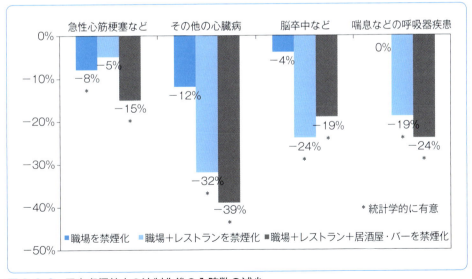

図 3-2-3　屋内喫煙禁止の法制化後の入院数の減少

〔文献5）より作成〕

米国の Community Guide では，個々のたばこ対策について，科学的証拠に基づき，推奨レベルが定められている．

表 3-2-1 はそれらの中から職場で実践あるいは提供が可能なたばこ対策の効果についてまとめたものである．

・携帯電話またはクイットラインによる禁煙介入
・禁煙治療への経済的補助
・職場の禁煙化

は，いずれも禁煙する者を増やす効果がある対策として推奨されている．「職場の禁煙化」は，新たに喫煙を開始することを防ぐ点（いわゆる防煙）においても，また職場における受動喫煙を減らす点においても効果があると推奨されている．一方，インターネットを用いた禁煙支援は証拠不十分とされている．

・禁煙プログラムへの参加に対して報酬などを与える対策

表 3-2-1 米国 Community Guide におけるたばこ対策の推奨レベル

対策	内容	アウトカム	推奨レベル
インターネットによる禁煙介入	ウェブサイトを使って，禁煙に関心のある喫煙者に科学的情報や方法，行動学的サポートを提供し，動機づけおよび支援をする．	禁煙	証拠不十分
携帯電話による禁煙介入	携帯電話を使って，禁煙に関心のある喫煙者個人にインタラクティブに科学的情報や方法，行動学的サポートを提供し，動機づけおよび支援をする．	禁煙	推奨される
クイットラインによる禁煙介入	電話を使って，喫煙者に科学的根拠に基づくカウンセリングおよび行動学的サポートを提供する．	禁煙	推奨される
禁煙治療への経済的補助	喫煙者の自己負担を減らすことにより，禁煙治療薬や行動療法など科学的根拠に基づく禁煙治療を受けやすくする．	禁煙	推奨される
職場の禁煙化	屋内，あるいは公共の場所の喫煙を禁止する．	禁煙 喫煙開始の防止 受動喫煙	推奨される
職場において禁煙者を増やすためのインセンティブと競争（単独）	禁煙プログラムに参加する労働者個人あるいはチームに報酬を与える（参加報酬，行動変容への報酬，またはそれら両方）．	禁煙	証拠不十分
職場において禁煙を増やすためのインセンティブと競争（他の対策と組合わせ）	禁煙プログラムに参加する労働者個人あるいはチームに報酬を与えることに，以下を組み合わせる． ・社員教育 ・禁煙グループ ・自己学習ツール ・電話による禁煙相談 ・職場の禁煙化 ・社会的視点ネットワーク	禁煙	推奨される

[米国 Community Guide (https://www.thecommunityguide.org/topic/tobacco) より]

は，社員教育や職場の禁煙化など，他の対策と組み合わせる場合には効果があるとして推奨されている．

F. 「加熱式たばこ」について

近年日本で販売されるようになった「加熱式たばこ」(IQOS®, Ploom TECH®, Glo®) の健康影響については，残念ながら疫学的な証拠はまだ十分ではない．ただ，成分分析からたばこ同様の発がん性物質が検出されている．ここでは，「加熱式たばこ」について，職場におけるたばこ対策において押さえておくべき大事な点をいくつか紹介したい．

1 「加熱式たばこ」はれっきとした「たばこ」である

「加熱式たばこ」はいずれもたばこ葉を原料とした「たばこ製品」である．「加熱式たばこ」は「たばこ事業法」のもとで管理され，たばこ税も課税されている．成分分析においても，少なくとも使用者本人が吸う蒸気やエアロゾルからは，紙巻きたばこと同様の有害物質が検出されている．特に，依存性の原因物質であるニコチンは，紙巻きたばことほぼ同レベルであると報告されている[6),7)]．喫煙者の中には（医療者でも），紙巻きたばこから「加熱式たばこ」に切り替えることでたばこをやめたと勘違いしている人がいるが，異なるたばこ製品にスイッチしただけである．紙巻きたばこをやめるモチベーションを大事にしつつ，「加熱式たばこ」を含めてやめることが完全な禁煙であるという認識をもつことが重要である．

2 「加熱式たばこ」は欧米の「電子たばこ」とは異なる

「加熱式たばこ」は欧米で普及している「電子たばこ」とはまったく異なる製品である．「電子たばこ」は，ニコチンを含むものは「医薬品医療機器等法」（薬機法；旧薬事法）のもとで医療機器として管理されており，日本では個人輸入でないと入手できない．また，「電子たばこ」にニコチンが含まれていても，たばこ葉が直接含まれているわけではない．一方，「加熱式たばこ」は上述の通りたばこ葉を原料としており，「たばこ事業法」で管理された「たばこ製品」である．「加熱式たばこ」も電気的に加熱しているため「電子たばこ」と呼ばれることが多いが，原料も法的な位置づけも異なるものである．

3 「加熱式たばこ」は禁煙補助薬ではない

「加熱式たばこ」＝禁煙の補助薬という誤解があるが，正しくない．仮に紙巻きたばこから「加熱式たばこ」に完全に切り替えたとしても，たばこ製品の使用者であることには変わりはない．また，「加熱式たばこ」の使用者の多くはいわゆる「dual use」であり，紙巻きたばこと両方を使用している．英国では「電子たばこ」（「加熱式たばこ」ではない）が禁煙補助薬と

して使われているが，この場合は保健当局により製品の品質や使用方法が適切に管理されている．日本の「加熱式たばこ」は，成分も使用方法も保健当局に管理されることなく流通している．

● 参考文献 ●

1) Sakata R, McGale P, Grant EJ, et al. : Impact of smoking on mortality and life expectancy in Japaneses mokers : aprospective cohort study. BMJ 345 : e7093, 2012.
2) 喫煙と健康　喫煙の健康影響に関する検討会報告書　喫煙の健康影響に関する検討会編，2016. https://www.mhlw.go.jp/stf/shingi2/0000135586.html.
3) Wakai K, Inoue M, Mizoue T, et al. : Tobacco smoking and lung cancer risk : an evaluation based on a systematic review of epidemiological evidence among the Japanese population. Jpn J Clin Oncol 36 (5) : 309-324, 2006.
4) Hori M, Tanaka H, Wakai K, et al. : Secondhand smoke exposure and risk of lung cancer in Japan : a systematic review and meta-analysis of epidemiologic studies. Jpn J Clin Oncol 46 (10) : 942-951, 2016.
5) Tan CE, Glantz SA : Association between smoke-free legislation and hospitalizations for cardiac, cerebrovascular, and respiratory diseases : a meta-analysis. Circulation 126 (18) : 2177-2183, 2012.
6) Auer R, Concha-Lozano N, Jacot-Sadowski I, et al : Heat-Not-Burn Tobacco Cigarettes : Smoke by Any Other Name. JAMA Intern Med 177 (7) : 1050-1052, 2017.
7) Bekki K, Inaba Y, Uchiyama S, et al. : Comparison of chemicals in main stream smoke in heat-not-burn tobacco and combustion cigarettes. J UOEH 39 (3) : 201-207, 2017.

3 職場における喫煙対策と禁煙サポート

A. WHOが主導する喫煙対策

　喫煙と受動喫煙による健康被害から人類の健康を守るために，WHO（世界保健機関）は「たばこの規制に関する世界保健機関枠組条約（Framework Convention on Tobacco Control：FCTC）」を2005年に発効させた．日本を含む190の国と地域が参加しており，大幅な値上げ（イギリスでは1箱1,100円），法律による屋内の完全禁煙化，パッケージに写真入りの警告，メディアによる禁煙啓発など包括的な喫煙対策が進行しつつある．

　喫煙率を下げる最も有効な手段は値上げである．2010年，「国民の健康を守る」ことを目的にたばこ1箱が300円から410円に大幅に値上げされ，男性の喫煙率は38.2％から32.2％に減少した．しかし，その後は小幅な値上げしかなく（2017年で440円），喫煙率は横ばいである．2018年10月の40円の値上げに続き，2022年までに1箱540円への値上げが予定されており，喫煙率の低下が期待される．

　国民全体の喫煙率は減少傾向ではあるが，勤労世代，特に30～40代男性の喫煙率が約40％と高いことが職場の喫煙対策の妨げとなっている[*]．

B. 職場で喫煙対策を推進するための方針づくり

　値上げの次に有効な対策は法律による屋内の全面禁煙である．2016年までに55ヵ国，アメリカは27州でレストラン・バーも含めて屋内は全面禁煙となった．

　わが国でも自主的に屋内を全面禁煙とする企業が増えてはいるが，中小企業の一部や多くのサービス産業では喫煙が行われており，2016年の国民健康・栄養調査では，職場で受動喫煙に曝露されている者の割合は30.9％であった．2018年7月に公布された改正健康増進法により，対策が遅れていた業種での改善が期待される．

---

[*] 厚生労働省の最新たばこ情報（http://www.health-net.or.jp/tobacco/product/pd100000.html）

第3章 職場における喫煙の問題

C. 職場における喫煙対策の方針づくり

　喫煙と受動喫煙による健康障害は明白であり，① 従業員の喫煙率を低下させ，② 非喫煙者を受動喫煙から保護するために，各企業は最大限の努力をせねばならない．

　まず，安全衛生委員会で上記の方針を承認し（議事録が残る会議の中では反対しにくい），喫煙対策を労働衛生の3管理，労務管理，健康経営という観点から以下のように位置づけるとよい．

- 作業環境管理：屋内の全面禁煙による受動喫煙（二次喫煙）対策
- 快適職場づくり：残留たばこ成分（三次喫煙，たばこ臭）対策
- 健康管理：禁煙サポート
- 労務管理：勤務時間中の喫煙禁止
- 健康経営：社員の健康に投資することで企業を活性化

　屋内の全面禁煙化と勤務時間中の喫煙禁止により禁煙企図を高め，喫煙者を禁煙サポートに誘導すると効率がよい．

D. 不適切な受動喫煙防止対策〜喫煙室の実態〜

　まず取り組まねばならないことは，屋内の完全禁煙化である．FCTC第8条「たばこの煙にさらされることからの保護」のガイドラインでは，「空気清浄機や喫煙室などの工学的な対策では受動喫煙を防止することはできない」と述べられており，「屋内を100％禁煙化」することが求められている．

　2003年，厚生労働省から発出された「新たな職場における喫煙対策のためのガイドライン」で，「一定の要件を満たす喫煙室（出入口で0.2 m/s以上の内向き風速）」が多くの企業で設置され，自席で喫煙していた1990年代に比べると受動喫煙の曝露濃度は大幅に低減した．しかし，現在では既存の「一定の要件を満たす喫煙室」が受動喫煙の原因であり，しかも屋内の全面禁煙化の妨げとなっている．

　図3-3-1は，「一定の要件を満たす喫煙室」の内外で，たばこから発生する微小粒子状物質（PM2.5）の濃度を測定した結果である．廊下にたばこ煙が漏れて受動喫煙が発生している．

　喫煙室からたばこ煙が漏出する原因は図3-3-2の通りである．これらの現象は筆者のホームページから動画としてダウンロードできるので，喫煙室を廃止する根拠として安全衛生委員会等で供覧してほしい．

　特に，図3-3-2のcで示した喫煙後の肺から数十秒間にわたってたばこ煙が呼出される現象は，ルール違反ではないため受動喫煙が発生しても注意ができない上に，本人達にも自分の

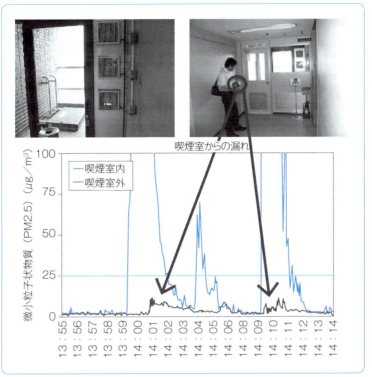

図 3-3-1 「一定の要件を満たす喫煙室」からのたばこ煙の漏れ

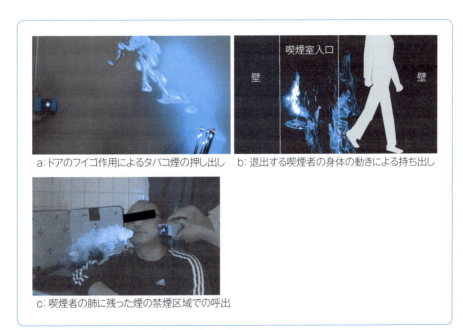

図 3-3-2 喫煙室からたばこ煙が漏出する原因

呼気が受動喫煙の原因となっていることの意識がない．受動喫煙の防止には全面禁煙しかないことの根拠として強調できる情報である．

E. 屋内を全面禁煙とする根拠

　2012年の厚生労働省健康局長通知「受動喫煙防止対策の徹底について」(健発1029第5号)では，受動喫煙が明らかな発がん性物質であること，受動喫煙は他者危害であること，屋内の全面禁煙は極めて有効であり，「少なくとも官公庁や医療施設は全面禁煙」とされたことから，喫煙室を廃止して全面禁煙とする官公庁が増えてきている．2018年に改正された健康増進法により「学校，病院（精神科，緩和ケア，長期療養型を含む），行政機関は敷地内禁煙」とされたことから，さらに屋内の禁煙化は進むと思われる．

　一方，2015年，労働安全衛生法が改正され，事業者は労働者の受動喫煙を防止するために適切な措置を講じることが努力義務となった．厚生労働省のガイドラインから国の法律になった点は評価されるが，努力義務に留まったこと，全面禁煙以外に「一定の要件を満たす喫煙室」も適切な措置に含まれていること，飲食店等のサービス産業の喫煙を容認していることなどの問題点を含んでいる．なお，改正健康増進法も事務所は原則禁煙（喫煙専用室設置可）であり，同様の問題を残している．一般企業においても公務職場同様，全面禁煙を導入すべきである．

　喫煙室を残すことの問題点は，以下の3つがあげられる．

1）受動喫煙を防止できないこと（前項）
2）三次喫煙（残留たばこ成分）の原因

　たばこから発生したタールの粒子が口腔・気管の粘膜に付着し，タールから揮発するガス状成分が呼出され続ける．シックハウス・スクールの調査の指標に用いられる総揮発性有機化合物（Total Volatile Organic Compounds：TVOC）で喫煙後の口臭を測定したところ，喫煙前の口臭に戻るのに45分が必要であった（図3-3-3）．2017年以降，この調査に基づき，喫煙後45分以内の入構やエレベーターの使用を禁止する団体も増え始めた．

　喫煙室の内部は高濃度のたばこ煙が充満しているためタールの粒子が衣服・毛髪に大量に付着し，そこからもガス状物質が揮発し続ける．洗剤を用いずに水洗いしたタオル3本を喫煙室に5分，10分，15分静置し，別々の密閉バッグに入れ，タオルから発生するTVOCを測定したところ，静置時間が長いほどTVOCが高くなる傾向がみられたが，5分間の静置で十分に高くなっていたことが認められた（図3-3-4）．

　このガス状物質はたばこ特異的ニトロソアミンなどの発がん性物質を含んでいるため，健康局長通知の別添では，三次喫煙（third-hand smoke），あるいは，残留たばこ成分と訳され，啓発すべきことが述べられている．

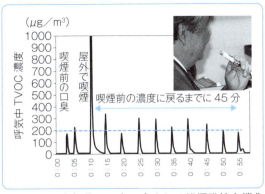

図 3-3-3　喫煙後の口臭に含まれる総揮発性有機化合物

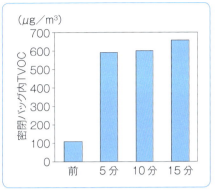

図 3-3-4　喫煙室に静置したタオルから発生する総揮発性有機化合物

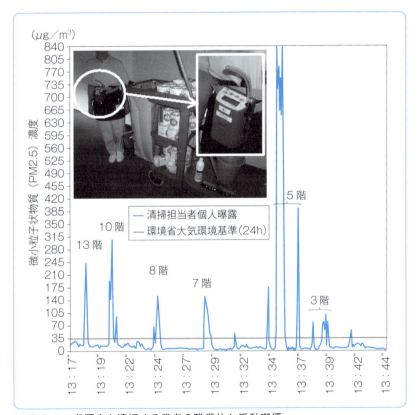

図 3-3-5　喫煙室を清掃する業者の職業的な受動喫煙

　三次喫煙による被害として，気管支喘息や化学物質過敏症がある人では発作の原因となり，健常者にとっても快適な職場づくりの妨げとなる．特に，上司が喫煙者である場合には，部下は苦情を言いにくく，ストレスの原因となる．

3）清掃業者の受動喫煙

図3-3-5は，清掃業者にPM2.5測定器を装着して業務中の曝露濃度を測定した結果である．喫煙場所に立ち入るたびに高濃度の曝露を受けていた．喫煙室の清掃を業者に委託した場合，清掃業者の職業的な受動喫煙の原因となる．企業の倫理としても討議するとよい．

F. 勤務時間中の喫煙の制限

勤務時間中に喫煙のための離席をすると以下の問題点が発生する．
- 離席による本人のパフォーマンスの低下
- 着席まで待たねばならないため，チーム全体のパフォーマンスが低下
- 離席者の来客や電話の応対のために周囲に余分な負担が発生
- 喫煙者は休憩時間が長い，という非喫煙者の不満の原因
- 1日30分のタバコ離席は，年間約30万円のロスに相当

少なくとも勤務時間中の喫煙は，職務専念の観点から禁止すべきである．

G. 歓送迎会などの禁煙化

貸し切りの座敷で16人のうち9人が喫煙した場合のPM2.5の濃度は，大気環境基準の8倍超であった（図3-3-6）．職場の歓送迎会をはじめ，職員同士の飲食は職場の延長である．「望まない受動喫煙」が発生しないように会場内を禁煙とすることはもちろん，飲食店を貸し切りにできない少人数の宴会の場合には，全面禁煙の飲食店を利用するべきである．健康増進法を遵守する，というコンプライアンスの問題である．

H. 安全上のリスク，事業運営上の障害

某製造業で5年間の労働災害の発生状況と健康診断の問診による喫煙状況とを突合したところ，喫煙者は非喫煙者よりも労働災害を起こすリスクが1.49倍（95％信頼区間：1.02〜1.96）高かった．それ以外にも喫煙者はインフルエンザの罹患・重症化のリスクが高いこと，メンタルヘルス不調に陥るリスクが高いことも報告されている．喫煙者を減らすことは，安全と安定的な企業運営にも関わってくる．

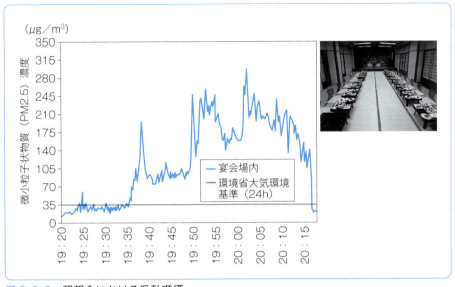

図 3-3-6　懇親会における受動喫煙

1. 禁煙治療への誘導と費用負担

職場を喫煙しにくい状況にすることで喫煙者の禁煙企図を高めると同時に，禁煙治療に誘導するとよい（「3章1．ニコチン依存症の診断と治療」p.98～を参照）．最近では，禁煙治療の費用の一部・全部を福利厚生として負担する事業場も増えてきた．喫煙離席による賃金のロス，がんや心血管疾患などの喫煙関連疾患による医療費の増加，治療のための休業による損失と比較すれば，禁煙治療費を事業者が負担することは経済上のメリットが大きい．

2. 健康経営と喫煙対策

禁煙治療費を負担するなど従業員の健康に投資することで，個々の従業員だけでなく組織の活力向上や生産性の向上をもたらし，結果的に業績向上や株価向上につながる，という考えに基づき，戦略的に実践する健康経営の取り組みが広がっている．2016年，経済産業省が各業界から優良な取り組みを行っている企業を「健康経営銘柄」として公表して以降，社会的な関心が高まっている．健康経営銘柄の調査票には従業員の運動習慣や適正体重維持者の割合，メンタルヘルス不調者の人数，喫煙率を記入することになっている．2019年から必須項目となった受動喫煙防止対策の選択肢は，① 敷地内禁煙，② 建物内禁煙，③ 喫煙室，④ 喫煙コーナー

Ⅳ. 受動喫煙対策

Q48. ★本社を含む国内全事業場の禁煙の状況はどのようになっていますか．
以下の状況に該当する事業場の有無について，左の選択肢からそれぞれお答えください．
- ◆「労働安全衛生法の一部を改正する法律に基づく職場の受動喫煙防止対策の実施について」（平成27年5月15日付け基安発0515第1号）の「4　受動喫煙防止のための措置」を基準にご回答ください．
- ◆事業場の定義はこちらをご参照ください．→
- ◆飲食店，ホテル・旅館等の顧客が喫煙できることをサービスに含めて提供し，屋内全面禁煙又は空間分煙が困難な事業場については，上記通達に基づき，喫煙可能区域を設定した上で当該区域において適切な換気を行っている場合は④を「1.ある」と，実施していない場合は⑥を「1.ある」としてください．該当の事業場（飲食店，ホテル・旅館等）が無い場合は④の回答をブランクとしてください．
- ◆自社占有でない，共用施設の場合は，貴社が事業場として責任を持つ範囲（ビル内でテナントとして賃借しているスペースの範囲で，賃貸ビルの出入り口等の共用部分などは除く）の状況でお答えください．（賃借スペース内を全て禁煙としていれば，①とみなしてください．）
- ◆⑤～⑦が全て「2.ない」という回答である事が認定要件の条件になります．

選択肢	事業場の状況	回答欄
1. ある 2. ない	①屋外を含めた敷地内全体を禁煙としている事業場（敷地内禁煙）	
	②建物内全体を禁煙とし，屋外のみ喫煙可能としている事業場（屋内全面禁煙）	
	③事業場の内部に空間的に隔離された喫煙場所（喫煙室）を設け，それ以外の場所は禁煙としている事業場（空間分煙）	
	④飲食店，ホテル・旅館等で，①～③に該当しないが，喫煙可能区域を設定した上で当該区域において適切な換気を行っている事業場	
	⑤事業場の内部に空間的に隔離されていない喫煙場所（喫煙コーナー）を設け，それ以外の場所は禁煙としている事業場	
	⑥特に喫煙制限を設けていない事業場	
	⑦喫煙場所の状況を把握していない事業場	

図 3-3-7　「健康経営銘柄」調査票：受動喫煙防止対策の設問

［経済産業省のwebサイト平成30年度健康経営度調査調査票【サンプル】より］

と評価が高い対策から並んでいる（図3-3-7）が，受動喫煙に有効なのは①と②のみである．

K. ニコチン依存としての認識

　アルコール依存であっても午前中から飲酒する人は少ない．しかし，大半の喫煙者は起床後1時間以内に最初の1本を吸い，その後も1時間おきに喫煙する．物質に対する「依存」という点ではニコチン依存の方が深刻である．職場にニコチン摂取ができる場所を残すこと，勤務時間中（懇親会を含む）でニコチン摂取を容認することは，アルコール依存の患者の手の届く範囲にアルコールを置いているのと同じである．従業員の健康を守るために，吸えない職場環境と禁煙サポートを展開してほしい．

第4章
さまざまな依存症
～もし職場で出会ったら～

1 インターネット（スマホ）依存

A. インターネット・スマートフォンの普及

　インターネットは，1960年代の米国での長距離ネットワーク（都市間のコンピュータ同士をネットワークでつないだもの）が端緒であるとされている[1]．1990年代よりインターネットが一般にも利用され始め，この20年あまりのうちに急速に普及した．2010年頃より，いつでもどこでもインターネットが手軽にできる機能をもつ，スマートフォンが普及しつつある．総務省による2016（平成28）年の通信動向調査では，全世代のインターネット個人利用率は83.5％（高齢者と小学生世代以外は100％近く），スマートフォンの普及率は57.9％とされている．そして現在では，ほとんどの企業でインターネットを導入しており，仕事に欠かせないツールの一つとなっている．インターネットはわれわれの仕事や生活に強力な利便性や発展性を与えてくれるが，一方近年ではさまざまな問題点も指摘されるようになってきている．依存的な使用もインターネットの抱える問題の一つであり，さまざまな悪影響をもたらしている．

B. インターネット依存の概念・基準

　世界的には1990年前後からインターネット依存関連の報告が散見されるようになったが，1995年にはIvan Goldbergがインターネット依存（Internet Addiction）の概念を提唱したとされる[2]．その後，インターネット依存の診断基準やスクリーニングテストが作成された．2013年にはDSM-5が発表され，今後の研究のための病態の項に「インターネットゲーム障害：Internet Gaming Disorder（IGD）」の診断基準が収載されている．インターネットの依存関連の問題となるコンテンツは，ゲーム以外にも動画，SNS（Social Networking Service），インターネット電話，情報検索サイトなど多岐にわたるが，研究報告がまだ少ないとして含まれていない．

　インターネット依存（使用障害）の診断基準やスクリーニングテストの主な構成要素として，①過剰使用（しばしば時間の感覚を忘れ，基本的な活動の無視と関連している），②離脱（インターネットができないときの怒り・緊張状態，抑うつ状態を含む），③耐性（より良いコン

ピューター設備，ソフトウェア，より多くの時間を必要とすることを含む），④ 悪影響（口論やうそ，業績悪化，社会的孤立，疲労を含む），の4つがあるとされている[3]．

C. インターネット依存の疫学

最近までインターネット依存関連の標準的な診断基準がなかったことから，大規模な疫学的調査のほとんどが自記式のスクリーニングテストによるものである．その多くは中学生〜大学生の世代に対して行われており，その世代の罹患率が最も高いと想定される．たとえば総務省によって行われた2015年の高校生対象（14,071人）の調査では，Youngの作成したインターネット依存度テスト（Internet Addiction Test：IAT）70点以上の依存が疑われる群が，男子の3.9%，女子の5.2%に該当した．2016年の中学生対象（9,475人）の調査では，IAT 70点以上は男子の5.1%，女子の6.2%に該当したと報告されている．

成人世代の調査報告は青少年のものより少ないが，主なものを示す．2013年の成人（一般住民）4,153人のうち男性の2.8%，女性の3.2%がIAT 40点以上のインターネット問題使用（依存ほどではないが，インターネットの使用により何らかの悪影響があるレベル）が疑われた[4]．2007年に行われた，人口データベースによるノルウェーの成人中心（16〜74歳）の調査では，Youngの作成した診断質問票（Diagnostic Questionnaire：DQ）5点以上の依存が疑われる群は1.0%に該当した[5]．2006年から2007年にかけて韓国で行われた一般成人（18〜64歳）への調査では，IAT 50点以上のインターネット依存群は6.35%に該当し，男性，未婚者，失業者にその傾向が高かった[6]．韓国における成人世代（20〜49歳）のオンラインゲーマー3,041人に対するDSM-5のIGDの調査では，IGDの診断基準9項目のうち5項目以上yesと答えた人（ハイリスク群）は13.8%に該当し，4項目以下yesと答えた人（通常使用群）と比較して，性別，年齢，収入，学歴などに有意差はなかった[7]．

D. インターネット依存の悪影響・合併精神疾患

インターネット依存では，多くの時間をインターネット利用に費やすことによる生活の乱れ（特に睡眠不足，昼夜逆転など），ゲーム内のアイテムなどに課金してしまうことによる金銭の浪費などが特徴的である．学生世代であれば，生活習慣の乱れ（昼夜逆転など）による遅刻欠席・不登校が目立ちやすい．就労者であれば特に睡眠不足や睡眠習慣の乱れによる作業能率の低下や居眠り，集中力の低下などが目立ちやすい症状であろう．その他にも，うつ状態や意欲低下などの精神状態の悪化も出現しうる．

インターネット依存は全体的な精神状態の悪化を引き起こし，しばしば精神疾患や発達障害

を伴う．未成年者の調査では，注意欠如多動性障害やうつ病，強迫性障害，不安障害の合併率が高いとされている[8]．若年成人（20歳前後）世代の構造化面接法を用いた調査でも，同様の傾向が報告されている[9],[10]．これらの合併精神疾患や発達障害の存在はインターネット依存の治癒を妨げる因子になるので，同時に診断・治療を行うのが望ましい．

E. インターネット依存の鑑別・診断

　若い世代（特に30歳代くらいまで）において，職場などでのうつ状態や作業能率や集中力の低下，居眠りなどの問題があったときには，インターネットやゲームなどの問題使用の評価をすることが望ましい．また，うつ病などで休職中に自宅にいる時間が多くなるためについインターネットやゲームをする時間が延長され，次第に没頭することによって，生活習慣の乱れなどの悪影響を引き起こし，もともとの精神状態がなかなか改善に至らない場合もある．しかし本人はインターネットの問題使用を否定，否認，軽視することも多いので，可能であれば家族など周囲の人からの情報なども加味して考慮したほうがよい．生活についての日記（タイムスケジュール）をつけてもらうのも，鑑別・診断の役に立つ．

　診断自体はゲームの問題であればIGDの診断基準や，前述のIAT（久里浜医療センターのホームページを参照）などのスクリーニングテストの結果を参考にしてもよい．実際には否認の影響から正確にとらえきれないことも多いので，診断基準やスクリーニングテストの点数にかかわらず，依存的な問題があれば治療的な関わりをすると望ましい．

F. 久里浜医療センターでの取り組み

　世界的にもインターネット依存の問題が話題になっており，日本でも相当数の罹患者がいると予測されることなどから，久里浜医療センターでは2011年7月よりネット依存治療研究部門（Treatment of Internet Addiction and Research：TIAR）を立ち上げ，診療にあたっている．中高生〜大学生世代の男子（男女比6：1程度）の受診が最も多いが，20歳以上の成人世代も受診者の3割程度を占めている．就労している世代の受診者では，夜中までゲームや動画，ネットサーフィンなどに傾倒し翌日仕事中に眠くなる，もしくはゲーム内のアイテムなどに多額の課金をして，過度に金銭を浪費してしまうなどの問題を抱えていることが多い．

　2017年11月現在では，通常の外来診療の他に，ネット依存専門デイケア，家族会，個人カウンセリング，入院治療などの取り組みを行っている．ネット依存者のみ参加する専門デイケアは週2回行われ，午前中は体育館などでのスポーツプログラム（運動不足気味の人が多いため），昼食をはさんで，午後は認知行動療法などをベースにした集団心理療法を行っている．

デイケア中はスマートフォンや電子ゲーム類などは個人用のロッカーに入れ，これらと一時的に離れてもらうことも目的としている．家族会は月1回程度のペースで行われ，ショートレクチャーと，精神保健福祉士や看護師が中に入っての家族同士の話し合いを中心に行われる．

個人カウンセリングは，社交恐怖やコミュニケーション能力が乏しいことにより（自信がないだけの人も多い），集団療法に入りにくい人を中心に行っている．入院治療は，インターネット（パソコンやスマートフォン他）や電子ゲームなどが排除された環境で一定期間過ごしてもらう．その間に離脱期（インターネットやゲームが取り除かれた後の，不全感，いらいら感などの不快な症状が起こる一定の期間）をやり過ごし，生活を整え，心理・精神療法などを受けることによって，退院後のインターネットやゲームとの過ごし方や，依存的な使用をしない方策を考えてもらうことを目的としている．その他にも国立青少年教育振興機構の主催（久里浜医療センターは患者募集や治療などを主に担当）で，2014年より毎年青少年交流の家にてインターネット依存治療キャンプ（主に未成年男子を対象）の実施[11),12)]，毎年国内外の専門家を招聘して「インターネット依存国際ワークショップ」の開催，各種啓発活動などを行っている．

G. インターネット依存の治療目標・治療の実際

インターネット問題使用・依存の治療的目標については，アルコールや薬物依存の場合（多くが「断酒・断薬」が治療目標となる）と異なり，節度のあるインターネット利用が目標となる場合が多い．もちろんインターネット問題使用・依存の場合にも，「断ネット」ができれば治療的には一番望ましい．しかし特に大人世代の場合，インターネットなしには仕事や日常生活も困難となるので，「断ネット」を目標とすることができない．したがって，節度をもったインターネット利用「節ネット」を目標とすることがほとんどである．

インターネット依存そのものに対する治療については，心理・精神療法の報告が多い．多くの報告が青少年に対するものであるが，成人世代中心のものも散見されている．Youngは，インターネット嗜癖ハイリスク者114人（平均年齢：男性は38歳，女性は46歳）にインターネット依存に関する認知行動療法を行い，3，8，12セッション目と治療後6ヵ月後に自己評価の質問を行った．いずれの時期においてもインターネットをやめようとする動機付け，インターネットの時間管理，社会的孤立，性的機能障害，問題のあるオンラインアプリケーションを節制することにおいて，治療が有効であったとの評価を受けたと報告している[13)]．

薬物療法の報告も散見されているが，その多くはうつ病や注意欠如多動性障害などの精神疾患や精神症状，発達障害が合併している場合に用いられている．Songらは，119人の未成年者と成人（おおむね20歳前後の平均年齢）を，ブプロピオン（平均159.3 mg投与）群とエスシタロプラム（レクサプロ® 平均19.8 mg投与）群，経過観察群に割り付ける調査を行った．結果，ベースラインと比較して6週後には，ブプロピオン群とエスシタロプラム群では経過

観察群よりも，自記式スクリーニングテストによるネット依存度やうつ状態が有意に改善したと報告している[14]．

インターネット依存者が受診した場合，前述のようにその評価，鑑別，診断を行ったのちに，合併する精神疾患・発達障害の治療を行い，同時にインターネット依存への対処を行うことが望ましい．生活状況に関する日記をつけてきてもらい，それらをもとに生活指導を行うことや，可能であれば認知行動療法などの心理療法的アプローチなどを行うことも望ましい．わが国でも少しずつではあるが，インターネット依存者に対応できる医療機関が増えつつあるので，重症な場合にはそれらの専門医療機関に紹介してもよい（久里浜医療センターホームページ➡ネット依存治療部門➡インターネット依存治療施設リスト＊を参照されたい）．

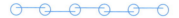

インターネット依存の問題は青少年を中心にかなり広がりを見せており，就労者世代にもさまざまな悪影響をおよぼしていると考えられる．最近でこそ，この問題がしばしば取り上げられるようになってきているが，予防啓発，治療的対処などがまだまだ遅れている．今後はさまざまな関係諸機関（企業，行政，教育機関など），医療，家庭などが協力してこの問題に取り組んでいくことが望ましい．

● 参考文献 ●
1) 村井純：インターネット（岩波新書）．岩波書店，1995．
2) Mitchell P：Internet addiction：genuine diagnosis or not？ Lancet 355（9204）：632，2000．
3) Young KS：Internet addiction：Diagnosis and treatment considerations. J Contemp Psychother 39：241-246，2009．
4) 三原聡子，前園真毅，橋本琢磨，他：わが国成人におけるインターネット嗜癖者数の5年間の変化．平成26年度アルコール・薬物依存関学会合同学術総会，プログラム・講演抄録集，p.210，2014．
5) Bakken IJ, Wenzel HG, Götestam KG, et al.：Internet addiction among Norwegian adults：A stratified probability sample study. Scand J Psychol 50（2）：121-127，2009．
6) Kim K, Lee H, Hong JP, et al.：Poor sleep quality and suicide attempt among adults with internet addiction：A nationwide community sample of Korea. Plos One 12（4）：e0174619，2017．
7) Kim NR, Hwang SS, Choi JS, et al.：Characteristics and Psychiatric Symptoms of Internet Gaming Disorder among Adults Using Self-Reported DSM-5 Criteria. Psychiatry Investig 13（1）：58-66，2016．
8) Tang J, Zhang Y, Li Y, et al.：Clinical characteristics and diagnostic confirmation of Internet addiction in secondary school students in Wuhan, China. Psychiatry Clin Neurosci 68（6）：471-478，2014．
9) Shapira NA, Goldsmith TD, Keck PE, et al.：Psychiatric features of individuals with problematic internet use. J Affect Disord 57（1-3）：267-272，2000．
10) Bernardi S, Pallanti S：Internet addiction：a descriptive clinical study focusing on comorbidities and dissociative symptoms. Compr Psychiatry 50（6）：510-516，2009．
11) 独立行政法人国立青少年教育振興機構：青少年教育施設を活用したネット依存対策推進事業報告書．2016．
12) Sakuma H, Mihara S, Nakayama H, et al.：Treatment with the Self-Discovery Camp（SDiC）improves Internet gaming disorder. Addict Behav 64：367-362，2017．
13) Young KS：Cognitive behavior therapy with Internet addicts：Treatment outcomes and implications. CyberPsychol Behav 10（5）：671-679，2007．
14) Song J, Park JH, Han DH, et al.：Comparative study of the effects of bupropion and escitalopram on Internet gaming disorder. Psychiatry Clin Neurosci 70（11）：527-535，2016．

＊）インターネット依存治療施設リスト：http://www.kurihama-med.jp/2017_net_list.html

2 ギャンブル依存

　2016年に特定複合観光施設区域の整備の推進に関する法律，いわゆる「IR（カジノを含む統合型リゾート）推進法」が成立した．また，2018年7月には「IR整備法」が成立し，わが国でも本格的にカジノの開場が進むことになった．それに伴い，ギャンブル依存症の増加が懸念されている．上記整備法の成立の前に，ギャンブル等依存症対策基本法が成立した．ギャンブル等の等にはパチンコ・スロットなどのいわゆる遊戯が含まれている．今後，この基本法の基本計画が策定され，カジノのみならず他のギャンブルも含めた依存対策が具現化されていくことが期待される．

　ギャンブルの種類は非常に多い．実際，英国のように，お金を賭けようと思えば何にでも賭けられる．しかし，筆者らの専門外来の受診者の内訳をみると，パチンコ・スロットに依存している者が圧倒的に多い．パチンコ人口やパチンコパーラーの数は年々減少している[1]が，パーラー数は依然として1万軒以上あり，それぞれの規模は次第に大きくなっている．市場も以前に比べて減少したが，依然として20兆円を超える規模となっている[1]．やろうと思えば，いつでもどこでもできるこのような環境が，パチンコ・スロット依存者数が多い原因の一つになっていると推測される．

　本項では，わが国の風土も踏まえ，ギャンブル依存全般について概説する．

A. ギャンブル依存の位置づけ

　ギャンブル依存は，現在その位置づけが「衝動制御の障害」から「依存」に変わる過渡期にある．われわれが，現在臨床で使用しているWHOのICD（International Classification of Diseases）-10では，ギャンブル依存は「病的賭博」の名のもとに，「習慣および衝動の障害」に分類されている．しかし，2018年6月にリリースされたICD-11の最終草案では，「ギャンブル障害，gambling disorder」に名前が変更され，「物質使用および嗜癖行動による障害」に分類される．インターネット依存の代表格であるゲーム依存も「ゲーム障害，gaming disorder」という名前で，同じところに分類されている．すなわち，ギャンブル依存などの行動嗜癖が初めて依存または嗜癖と認められたわけである．米国精神医学会によるDSM-5は2013年に出版された．ここでは，ICDに先駆けて，ギャンブル依存はギャンブル障害という名前で，依存の一部に分類されている．

ギャンブル依存が依存に分類された意義は大きい．まず，依存は予防が可能である．さまざまな予防対策は物質依存に倣えばよい．また，依存であれば，依存に適した有効な心理社会的治療があり，将来薬物治療の開発も可能である．

B. ギャンブル依存の診断

 さて，ギャンブル依存をめぐる用語について前項（p.129）で説明した．一般に，ギャンブル依存やゲーム依存のように，行動の行き過ぎとそれに伴う健康・社会問題を合わせた概念を行動嗜癖（behavioral addiction）と呼ぶ．したがって，ギャンブル依存は，ギャンブル障害または嗜癖と呼ぶのが正しい．しかし，本項では，より一般になじみのあるギャンブル依存を使うことにする．

 既述のとおり，依存とは，依存行動とそれに伴う健康・社会的問題の組み合わせと説明できる．依存行動は，物質依存であれ，行動嗜癖であれよく似ている．たとえば，ギャンブルをとことんしないと満足できない（耐性），ギャンブルをしないと落ち着かない（禁断症状），ギャンブル行動がコントロールできない（コントロール障害），ギャンブルに心を奪われている（とらわれ），などである．このギャンブルを飲酒に置き換えると，アルコール依存の依存行動になる．

 ギャンブル依存の診断には，DSM-5 のギャンブル障害の診断基準が最もわかりやすい[2]．表 4-2-1 に筆者の翻訳による基準を示した．12 ヵ月の期間に 4 つ以上の項目を満たせばギャンブル障害と診断される．この 12 ヵ月は，いつでもよいが現在からさかのぼって過去 12 ヵ月だと，現時点での診断になる．表のように，項目 1～6 までは，依存行動に関する項目である．

表 4-2-1　ギャンブル障害診断基準（DSM-5）

臨床的に顕著な障害や苦痛を引き起こす持続性または反復性の問題ギャンブル行動で，12 ヵ月間に以下の 4 つ以上の項目が当てはまる．

1. 欲する興奮を得たいために，掛け金を増やしてギャンブルをする必要性がある．
2. ギャンブルを減らすまたはやめようとしたとき，落ち着かなくなる，またはいらだつ．
3. ギャンブルを制限する，減らす，またはやめようとするがうまくいかない．
4. しばしばギャンブルに心を奪われている（たとえば，過去のギャンブル体験を思い出しずっと考えている，次のギャンブルの予想をたてるまたは計画する，ギャンブルで金を得る手段を考える）．
5. 苦痛を感じる（たとえば，無気力，罪悪感，不安，抑うつ）ときにしばしばギャンブルをする．
6. ギャンブルで金をすった後，しばしば別の日にそれを取り戻しに戻ってくる（損失の後追い）．
7. ギャンブルへののめり込みを隠すために，嘘をつく．
8. ギャンブルのために，重要な人間関係，仕事，教育または職業上の機会を危険にさらした，または失った．
9. ギャンブルのために引き起こされた絶望的な経済状態を免れるために，他の人に金を出してくれるように頼む．

（注：筆者による翻訳．一部簡略化している．）

残りの3項目は，依存行動に起因する特有の問題である．この中で，「損失の後追い」項目はギャンブル依存に特有の項目で，他の依存に関わる診断基準には見当たらない．その分特異性が高く，患者にこの項目を聞くだけで，ギャンブル問題の深刻さが推察できる．

C. ギャンブル依存の広がり

ギャンブル依存者はわが国にどれくらいいるであろうか．筆者は2008年と2013年に，ギャンブル依存の推計に関する予備的調査を実施した．いずれも全国の20歳以上の男女7,500人を無作為抽出し，ギャンブル依存のスクリーニングテストである「South Oaks Gambling Screen（SOGS）」の邦訳版を用いて，調査を実施した．その結果，2013年調査では，ギャンブル依存の疑われる人の割合は男女合わせて4.8％，その推計数は約540万人となった[3]．注意したいのは，この割合は過去のどこかでギャンブル依存が疑われた場合（生涯有病率）で，現在の状態を反映していないことである．この生涯有病率に関しては，2008年実施の調査でも，ほぼ同様の結果が得られている．

さて，既述のとおりIR推進法の成立に伴い，ギャンブル依存に関する対策が議論されつつある．そのような中，わが国のギャンブル依存に関する本格的な実態調査が2017年夏に行われた．対象者は無作為に選ばれた20歳以上の男女10,000人であり，回答者は5,365人で，そのうちSOGSに回答した者は4,685人であった．SOGSの結果，ギャンブル依存の疑われる者の生涯有病率の推計値は3.6％，現在依存の疑われる者の割合は0.8％であった[4]．この割合を基に計算した推計数は，それぞれ320万人と70万人になる．その割合は2013年調査よりやや低いが，わが国には多くのギャンブル依存者が存在することが改めて明らかになった．同じSOGSを使った海外の研究に比べて，わが国の生涯有病率は高い傾向にあるようだ[5]．

D. ギャンブル依存患者の臨床像

1 ギャンブル依存の問題

ギャンブル依存の問題の多くはお金に纏わるものである．ギャンブルの軍資金として給料のほとんどを使ってしまう．家族の貯金に手を出す，親族からお金を借りて返さない，高利な金融機関からお金を借りる．お金を得るために家族に嘘をつくこともしばしば起きる．ギャンブルをやめると家族に約束しても，いつの間にか破る．家族の知らない借金が次々に出てくる．場合によっては，窃盗，横領など，犯罪に手を染めることもある．このようなことが繰り返されるので，家族との関係は非常に悪くなり，離婚など家庭崩壊に至るケースもまれではない．

2 久里浜医療センターギャンブル依存専門外来患者の特徴

久里浜医療センターのギャンブル依存専門外来を受診する患者の概要は以下のとおりである[6]．

初診時の平均年齢は約40歳で，男女比はおよそ12：1．既婚，離婚，未婚は，それぞれおおよそ60％，10％，30％．就労している者約70％，無職約20％．以上より，アルコールや薬物依存患者と比べると，既婚者や就労している者が相対的に多く，社会的安定性は比較的高い．依存しているギャンブルの種類ではパチンコ・スロットが圧倒的に多く，約90％の受診患者がこれにはまっている．ギャンブルの重複もあるが，次いで多いのは競馬，麻雀，競輪，競艇と続くが，競馬を除いてその割合は低い．借金の総額の平均はおよそ600万円である．しかし，この借金の額は依存しているギャンブルによって異なる傾向がある．一般にパチンコ・スロットより，競輪・競馬のほうが借金が多い．最も高額な借金を抱えているのは，FX（外国為替証拠金取引）依存のようである．一般に，一番多くの人が行っているギャンブルは，男女とも宝くじといわれている．しかし，その低い依存性のためか，宝くじ依存で，当センターを受診する人はほとんどいない．

3 合併精神障害

ギャンブル依存はその性質上，身体合併症はほとんどみられない．しかし，調査によって幅はあるが，合併精神障害の割合は比較的高い．The National Epidemiologic Survey on Alcohol and Related Conditionは，米国で一般人口約43,000人に対して行われた非常に大きな疫学調査である．それによると，病的賭博と特定された者は高率に他の精神障害を合併していた[7]．たとえば，アルコール依存が48％，薬物依存が11％，大うつエピソードが37％，不安障害が41％などで，他にも多くの精神障害またはパーソナリティー障害を合併していた．一方，ギャンブル依存治療患者の合併精神障害に関する36研究のメタ解析結果も，同じように高い割合を報告している[8]．それによると患者の75％は，何らかのDSM-Ⅳ第一軸に分類される精神疾患を合併していた．具体的には，気分障害（23％），アルコール使用障害（21％），不安障害（18％），アルコール以外の物質使用障害（7％）などであった．久里浜医療センターでは，現在，この件に関する研究を進めている．予備的結果では，約半数の者に精神科受診歴があるとのことである[6]．

4 自殺のリスク

一般に依存は，その種類が何であれ自殺のリスクが高いことが知られている．ギャンブル依存も例外ではない．久里浜医療センターの外来患者のデータでは，44％の者が外来受診前1年間に希死念慮をもち，12％の者が同じ期間に自殺を試みた，とのことである．では，どのようなギャンブル依存者がより自殺リスクが高いのであろうか．アメリカのある研究では，ギャンブル依存の治療受診者342人の中で，希死念慮を有する者が32％，自殺を試みた者が17％存在した．希死念慮のない者に比べて有する者は，より多くの精神科合併症を有し，よ

り生活状況に不満をもっていた．また，治療に入る前の月に，より多額の金を使い，ギャンブルに対する渇望のレベルがより高く，SOGS スコアがより高かった．すなわち，希死念慮を有する者の生活状況は厳しく，ギャンブル依存レベルが高いことが示唆された[9]．重症度と自殺のリスクに関する同様の知見は別の研究でも報告されている[10]．以上より，生活状況が劣悪で依存の重症な場合には，自殺のリスクを常に念頭に置いて治療などに当たる必要がある．

E. ギャンブル依存の治療

1 心理社会的治療

　ギャンブル依存に限らず，依存全般の治療は心理社会的治療がその中心をなす．ギャンブル依存は，ギャンブルに対する認知に独特の偏りがみられるため，そのような考え方を修正したり，金銭管理をはじめ日常生活を変えることが，治療の目標になる．わが国のギャンブル依存の専門治療施設では，それぞれ独自の治療プログラムを作成して治療に当たっている．多くは，認知行動療法をベースにしたプログラムで，1回 1〜1.5 時間のセッション数回からなり，小集団で実施することを基本にしたプログラムである．

　現在，日本医療研究開発機構（AMED）の研究費で，外来ベースの小集団治療プログラムの無作為統制試験（RCT）を筆者らが実施している．このプログラムは 6 回のセッションからなっている．内容は，1）あなたにとってギャンブルとは，2）ギャンブルの引き金，3）引き金への対処とギャンブルへの渇望，4）生活の再建・代替行動，5）考え方のクセ，6）まとめ，である．上記 RCT を経て，このプログラムは近く，ギャンブル依存の標準的治療プログラムとして，一般に使用できるようになると思われる．上記研究がわが国では最初の RCT であるが，海外で実施された心理社会的治療に関する RCT のメタ解析では，その有効性が示されている[11),12)]．

2 薬物療法

　世界的にギャンブル依存に対して認可された薬物は存在しない．しかし，抗うつ薬，オピオイド拮抗薬，グルタミン酸作動薬，気分安定薬などの有効性が検証されている[13]．抗うつ薬は，パロキセチン，フルボキサミン，セルトラリンなどが検討されたが，効果は肯定的，否定的の双方があり，一致していない．オピオイド拮抗薬は，ナルトレキソン，ナルメフェンの有効性が検討され，双方ともギャンブルへの欲求を減弱させて，ギャンブルを減らす効果が示されており，最も有望と考えられる．その他，リチウム，トピラマート，オランザピンなどの効果が検証されたが，研究数も少なく，さらに検討が必要な段階である[13]．

3 簡易介入

　ギャンブル問題はあるが依存までに至らない者やギャンブル依存者に対して，短時間のカウンセリングなどを実施する簡易介入の試みもなされている．通常は，電話やインターネットを介しての介入であるために，本人が治療施設を受診する必要がない．一般に，依存に関しては，いわゆる治療ギャップが大きな問題である．治療ギャップとは，ある疾患に関して，治療の必要な者の数と実際に治療を受けた者の数の差をいう．ギャンブル依存でもこの治療ギャップは大きく[14]，その差を埋める方法の一つとして簡易介入は有望である．海外のRCTでは，電話やインターネットによる介入の有効性が示されている[15],[16]．

　既述のAMED研究の一環として，現在，LINEアプリを使用した簡易介入のRCTを実施している．エントリー後に簡単な介入を行い，以後4週間追跡する．その追跡期間中も毎日，LINEを通じてギャンブルに関するメッセージが送られてくる．このような方法の有効性が確認されれば，方法が簡便なために，広く利用される可能性がある．

4 自助グループ

　ギャンブラーズ・アノニマス（GA）は，1957年に米国ロサンゼルスで始まり，現在は55ヵ国に広がっている．アルコホリックス・アノニマス（AA）をもとに，12のステップと12の伝統からなるプログラムが行われる．GAの効果についてコントロールを用いた研究は行われていないが，医療機関での治療より良好な効果が得られるとする報告がある[17]．しかし，GAのミーティングからドロップアウトするケースも多く，治療施設での治療と併用されるのがよいという指摘もある[18]．

5 家族支援

　他の依存と同様に，ギャンブル依存でも家族が，借金や本人の嘘などに振り回され，大変な思いをしている．しかし，この被害者である家族が動かなければ，本人が治療や相談施設につながらない．わが国では，ギャンブル依存に関する啓発が充分でなく，本人の治療の他に借金の適切な処理などに関して適切な相談先を家族が見つけるのは困難である．現時点では，一部の専門医療機関が，家族支援のための家族会を開催し，受診前相談に応じている．また，地域の精神保健福祉センターや保健所の一部も家族相談に応じており，かなりの相談件数に上ると聞いている．近く，ギャンブル等依存症対策基本法が制定される運びである．その後に，法の基本計画が策定されると思われるが，その中に本人のみならず家族の手厚い支援が盛り込まれることを願う．

● **参考文献** ●

1) 日本生産性本部：2017レジャー白書：余暇の現状と産業・市場の動向．2017．
2) American Psychiatric Association：Diagnostic and Statistical Manual of Mental Health Disorders, Fifth Edition (DSM-5). American Psychiatric Association, 2013.
3) 樋口進：厚生労働科学研究費補助金「WHO世界戦略を踏まえたアルコールの有害使用対策に関する総合的研究」平成25年度報告書．
4) 樋口進，松下幸生：国内のギャンブル等依存に関する疫学調査：全国調査結果の中間とりまとめ．http://www.kurihama-med.jp/news/20171004_tyousa.pdf（2018年1月アクセス）．
5) Calado F, Griffiths MD：Problem gambling worldwide：an update and systemic review of empirical research (2000-2015). J Behav Addict. 5 (4)：592-613, 2016.
6) 松崎尊信，佐藤拓，河本泰信，他：ギャンブル障害の治療および予後に関する研究：久里浜医療センターの取り組みから．第113回日本精神神経学会，名古屋，2017．
7) Petry NM, Stinson FS, Grant BF：Comorbidity of DSM-IV pathological gambling and other psychiatric disorders：results from the National Epidemiologic Survey on Alcohol and Related Conditions. J Clin Psychiatry 66 (5)：564-574, 2005.
8) Dowling NA, Cowlishaw S, Jackson AC, et al.：Prevalence of psychiatric co-morbidity in treatment-seeking problem gamblers：a systematic review and meta-analysis. Aust NZ J Psychiatry. 49 (6)：519-539, 2015.
9) Petry NM, Kiluk BD：Suicidal ideation and suicide attempts in treatment-seeking pathological gamblers. J Nerv Ment Dis. 190 (7)：462-469, 2002.
10) Moghaddam JF, Yoon G, Dickerson DL, et al.：Suicidal ideation and suicide attempts in five groups with different severities of gambling：findings from the National Epidemiologic Survey on Alcohol and Related Conditions. Am J Addict. 24 (4)：292-298, 2015.
11) Pallesen S, Mitsem M, Kvale G, et al.：Outcome of psychological treatment of pathological gambling：a review and meta-analysis. Addiction. 100：1412-1422, 2005.
12) Gooding P, Tarrier N：A systematic review and meta-analysis of cognitive behavioural interventions to reduce problem gambling：hedging our bets? Behav Res Ther. 47 (7)：592-607, 2009.
13) Grant JE, Odlaug BL, Schreiber LR：Pharmacological treatments in pathological gambling. Br J Clin Pharmacol. 77 (2)：375-381, 2014.
14) Slutske WS：Natural recovery and treatment-seeking in pathological gambling：Results of two U.S. National Surveys. Am J Psychiatry. 163 (2)：297-302, 2006.
15) Hodgins DC, Currie SR, Currie G, et al.：A randomized clinical trial of brief motivational treatments for pathological gamblers：more in not necessarily better. J Consult Clin Psychol. 77 (5)：950-96-, 2009.
16) Carlbring P, Smit F：Randomized trial of internet-delivered self-help with telephone support for pathological gamblers. J Consul Clin Psychol. 76 (6)：1090-1094, 2008.
17) Hodgins DC, Stea JN, Grant JE：Gambling disorder. Lancet. 378：1874-1884, 2010.
18) Yau YHC, Potenza MN. Gambling disorder and other behavioral addictions：recognition and treatment. Harv Res Psychiatry. 23 (2)：134-146, 2015.

3 薬物依存

A. わが国の薬物問題の現状～捕まらない薬物へのシフト～

　これまで，わが国の問題薬物は覚醒剤と有機溶剤が主であり，ともに精神病状態を引き起こすことから，精神科医療においては精神病様症状に対する治療が行われてきた．しかし，そのもとにある依存症の治療は著しく立ち遅れている．それはわが国では，薬物依存症は「病気」でなく，「犯罪」としてとらえられてきたからである．

　しかし，少し前に，危険ドラッグ問題が急激に拡大し，深刻な社会問題となった．危険ドラッグ，処方薬や市販薬など，「使っても捕まらない薬物」の乱用・依存者が多数を占め，もはや「薬物問題は司法の問題」とはいえない（図 4-3-1）．

　このような状況で，「職場での薬物依存」というテーマは，今後，確実に産業保健で扱われることになるであろう．実際，薬物使用がわかれば解雇とされた薬物依存症者の扱いが，すでに変化し始めている．

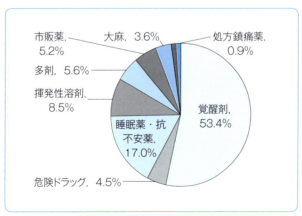

図 4-3-1　精神科医療機関を受診した薬物関連患者の主たる薬物の比率（N = 2,262）

［松本俊彦，2016］
［文献 1）より引用］

B. 職場の薬物依存症

ここでは，薬物依存症の3つの事例を紹介する．

事例紹介⑤

市販薬依存になってしまった男性［35歳，会社員］

大学卒業後，22歳より現在の会社に就職し，まじめに事務仕事をしていた．32歳時，上司との人間関係に悩み，不眠，抑うつ気分が続くことから市販薬（ウット®）を乱用するようになり，他の睡眠補助薬（ドリエル®）も併用し容量が増えていった．日中の眠気を覚ますために，インターネットで調べた鎮咳薬（ブロン®）やカフェイン製剤も乱用するようになった．

34歳時，勤務中の居眠りや仕事のミスが目立ったことから，市販薬の乱用・依存が職場で明らかとなり，会社の勧めで精神医療センターを受診．依存症治療を開始するとともに，職場での対応を会社側と検討し，職場環境の見直しを行った．

また，上司の叱責の恐怖や職場での孤立，自己否定感などの悩みを話せるようになり，気持ちに余裕が出てくると断薬の動機付けが進み，市販薬の乱用は目に見えて減少した．現在，別の部署で勤務中である．

● 解説 ●

市販薬で問題となるのは，睡眠補助薬，鎮咳薬，感冒薬，鎮痛薬などである．いずれも日常的によく使われる薬であるが，向精神作用があるため常用しているうちに容量や頻度が増えてしまう．過量服薬によるもうろう状態，傾眠傾向，離脱症状などに注意が必要である．いずれも作用は強くはないが，容易に入手できるため断薬は難しいことも多い．

事例紹介⑥

処方薬依存になってしまった女性［29歳，会社員］

大学卒業後，大企業に総合職として勤務．27歳時に某プロジェクトのサブリーダーに抜擢された．残業が続き，帰宅しても休めない状況で，出勤時の電車内でパニック発作を起こした．同様のことが起こる不安から，社内の診療所を受診し心療内科を勧められた．抗不安薬，睡眠薬を処方されたが，不安焦燥，不眠は軽快せず，常習的に過量服薬するようになった．また，頭痛に対して鎮痛薬を乱用するようになった．

29歳時，出勤せず連絡も取れないことから，上司が自宅を訪問．もうろう状態の本人をみて，健康管理室，産業医が相談の上，上司と家族に伴われて当センターを受診した．自責的で食事も取れず希死念慮を認めたため，入院治療を行った．当初は仕事のことを思い不穏となることもあったが，徐々に落ち着きを取り戻した．職場側との調整を行い，負担を軽減する対応を申し合わせ，3ヵ月後に復職した．周囲のサポートと治療継続により，現在，処方薬乱用は認めていない．

第4章　さまざまな依存症～もし職場で出会ったら～

●解説●
　処方薬依存の問題はベンゾジアゼピン系薬剤が主である．多くは，不安緊張，抑うつ，不眠の解消目的に医療機関で処方される．依存形成されると，受診を繰り返したり，入手のために複数の医療機関を掛け持ちしたりする．過量服薬によるもうろう状態，傾眠傾向から，遅刻・欠勤・ミスなどが目立つようになる．アルコールと類似した目的で乱用されるが，臭いがないためわかりにくい．

事例紹介⑦

危険ドラッグ依存から覚醒剤乱用に至った男性［33歳，医師］

　内科医として大学病院に勤務．患者には評判が良く，職場での人間関係も問題はなかった．ただ，中学生の頃から男性に対してしか性的関心がもてないことを自覚し悩んでいた．大学生時，知人男性に誘われて性的関係をもち，その際に危険ドラッグ（当時）を使用．それをきっかけにやめられなくなり，薬物を使って性行為におよぶことが頻回となった．仕事に集中できずミスが増え，欠勤も目立つようになったため，何らかの精神疾患の罹患が疑われ，上司，健康管理室を通して精神科医の診察を受けた．危険ドラッグの使用を認めたことから，診療行為を禁止され，入院を促された．結局，実家で家族の監視下に置かれることになったが，自暴自棄となり，危険ドラッグと覚醒剤を自殺目的に大量摂取．錯乱状態となり警察に保護され，覚醒剤取締法違反で逮捕され解雇された．執行猶予となり，家族に伴われて当センターを受診．現在まで依存症治療を続けており，薬物乱用は認めていない．最近，本人に理解のある診療所でアルバイトを始めた．

●解説●
　覚醒剤，大麻などの法規制される薬物依存は，これまでは産業保健で扱われることはなかった．覚醒剤は強力な精神作用があり，常用や大量使用により幻覚妄想状態，錯乱状態を引き起こす．ただし，覚醒剤使用・所持には通報の義務はない．違法薬物使用が発覚した場合，職場では「事件」として扱われ，「解雇・排除・通報」となる例が多いが，司法問題である一方で健康問題・保健問題でもあるという視点が望まれる．

C. 薬物依存症の治療[2)〜5)]

　依存症の治療は心理社会的治療と薬物療法に大別される．依存症の特徴を踏まえて，以下のように対応する．

1）治療関係づくり

　依存症に取り組む際に，良好な治療関係を構築することが極めて重要である．治療者は，薬

物依存症患者の特徴を踏まえた適切な対応が求められる．はじめから忌避感情をもった対応は，患者に敏感に察知され，治療は失敗に終わる．

2）治療の動機付け

患者に対して陰性感情をもたず，敬意をもって向き合う．患者の健康な面，前向きな面を十分評価し，「患者がどうしたいか」「どうなりたいか」に焦点を当てた治療目標を設定する．

3）精神症状に対する薬物療法

薬物の渇望自体を抑えることは困難であっても，渇望につながる不安・焦燥感・抑うつなどに対しては薬物療法が必要である．併存する精神疾患の存在の有無を評価し，必要な薬物療法を適切に行う．

4）解毒・中毒性精神病の治療

中毒性精神病や連続使用などで解毒が必要な場合は入院治療を行う．その際に，退薬期後にみられる特徴的な情動不安定な時期である「薬物渇望期」について知っておくことは重要である．

5）疾病教育・情報提供

他の慢性疾患に対して行われる疾病教育・情報提供と同じである．介入ツールとして，プリントや小冊子などを利用すると関わりやすい．

6）行動修正プログラム

プログラムの多くは集団で行われる．SMARPP（Serigaya Methamphetamine Relapse Prevention Program：スマープ）[6),7)] などの，ワークブックとマニュアルに基づいた，経験者でなくても治療に取り組める方法が普及している．

7）自助グループ・リハビリ施設へのつなぎ

自助グループ（NA）やリハビリ施設（ダルク）から面会に出向いてくれる「メッセージ」を利用するか，家族・支援者同伴で参加を試みる．回復者と直に接することは，貴重な体験となる．

8）生活上の問題の整理と解決援助

患者と共同で問題の整理と解決を進めるケースワークが重要である．患者ができることは患者に，できないことは援助を行う．利用できる社会資源の活用，問題の優先順位にそった対処計画の作成などを，患者の自主性を妨げずに支援する．

9）家族支援・家族教育

家族の労をねぎらい，家族の状態に応じて望ましい対応を提案していく．家族が家族会や家族のグループにつながり続けると，ストレスは軽減し，患者に対して適切な対応ができるようになる[8]．

これまでのわが国の依存症治療は，入院治療を中心として，自助グループやリハビリ施設につなぐことを目的にプログラムが組まれてきた．新たに登場したのが認知行動療法的アプローチであり，動機付けをいかに進めていくかが重要となる．その際に，動機付け面接法や随伴性マネジメントを活用する．

17. 薬物依存症患者への基本的対応[2)~5)]

依存症のもとには対人関係の障害があることが多い．実際，依存症患者の多くに「自己評価が低く自分に自信がもてない」「人を信じられない」「本音を言えない」「見捨てられ不安が強い」「孤独でさみしい」「自分を大切にできない」などの特徴がみられる．治療者・支援者は，これらの特徴を十分理解して関わることが重要である．基本的には，彼らを「尊厳ある一人の人間」として認め，きちんと向き合うことである．彼らは，自分を理解してくれ，信用して本音を話せる存在を求めている．人の中にあって安心感・安全感を得られるようになったとき，薬物によって気分を変える必要はなくなる．その回復を進めていく場が，自助グループ（NA）であり，リハビリ施設（ダルク）である．

そもそも薬物乱用者は，一般的に「興味本位で薬物に手を出した結果で自業自得」とみられることが多いが，薬物依存症者の薬物乱用は，「人に癒されない，生きにくさを抱えた人の孤独な自己治療」という視点が最も適切である．彼らは，幼少時から虐待，いじめ，性被害など深い傷を負っていることが驚くほど多い．そして，人と信頼関係をもてず誰にも助けを求めることができない．彼らは対処できない困難に直面するとき，薬物使用によって何とかしのいでいる．

薬物使用の有無ばかりにとらわれた近視眼的な関わりになることなく，その背景にある「生きにくさ」「孤独感」「人に癒されないこと」「安心感・安全感の欠乏」などを見据えたものでなければならない．

依存症は病気である．懲らしめて良くなる病気はない．むしろ悪化するであろう．それを踏まえて，筆者が提案している対応の留意点を示す（表 4-3-1）．

表 4-3-1 依存症患者への対応の留意点，望ましい対応

1. 患者一人ひとりに敬意をもって接する．
2. 患者と対等の立場にあることを常に自覚する．
3. 患者の自尊感情を傷つけない．
4. 患者を選ばない．
5. 患者をコントロールしようとしない．
6. 患者にルールを守らせることにとらわれすぎない．
7. 患者との1対1の信頼関係作りを大切にする．
8. 患者に過大な期待をせず，長い目で回復を見守る．
9. 患者に明るく安心できる場を提供する．
10. 患者の自立を促す関わりを心がける．

〔文献2）より引用〕

E. 職場での望ましい対応

　これまで，薬物依存症患者が職場で支援の対象とされることはまれであった．薬物依存症は紛れもなく「病気」であり，治療・支援により回復が可能である．彼らを批難したり排除したりする対応は，彼らを追い詰め，さらなる薬物乱用や自殺に追いやってしまう．少なくとも，職場での彼らへの支援は，アルコール依存症と同等のものでなければならない．

　薬物依存症で大切なのは早期発見・早期治療である．しかし，薬物乱用がわかれば職場から排除される状況では，正直に相談できない．そもそも安心して誰にも相談できない状況だからこそ，「孤独な自己治療」として薬物使用していると考えると，普段から安心して相談できる人間関係・支援体制づくりが予防的に重要であることがわかる．薬物問題が司法問題から保健問題・健康問題に移行している今，職場でのスタンスも見直される必要がある．薬物依存症を，他の精神疾患やメンタルヘルス問題と区別したり特別扱いしたりしない対応が望まれる．

　具体的には，問題が明らかになった場合，本人が不利にならないように十分配慮して，正直な気持ちを話してもらうことである．その上で依存症治療機関が近くにあれば紹介し，それが困難な場合は精神保健福祉センターの相談につなぐ．そこで，基本的な依存症の知識の提供を受け，回復に有効な社会資源を紹介してもらう．たとえばSMARPPなどのプログラムを行っている医療機関，薬物依存のリハビリ施設（ダルク），自助グループ（NA），家族会などの情報提供を受ける．

　職場で薬物乱用が発覚した場合は，「事件」として対応されがちであるが，メンタルヘルスの問題として支援を行うことが求められる．そのためには，批判的・対立的ではない温かい支援が必要である．その際に，支援者の「共感性」が重要である．

　重要なことは，薬物使用の有無にとらわれ過ぎず，そのもとにある人間関係の問題，生きにくさに焦点を当てた関わりである．人との信頼関係の構築が，薬物を手放せる力となる．批判的，排除的対応は反治療的であることに留意する．

依存症患者の対応を困難にしている最大の原因は，患者に対する支援者の陰性感情・忌避感情である．薬物依存症患者に対しても，職場が当たり前に適切な支援を提供できる日が来ることを祈念している．

● 参考文献 ●

1) 松本俊彦, 他：全国の精神科医療施設における薬物関連精神疾患の実態調査. 平成28年度厚生労働科学研究費補助金（医薬品・医療機器等レギュラトリーサイエンス政策研究事業）分担研究報告書, 2017.
2) 成瀬暢也：第1章 臨床家が知っておきたい依存症治療の基本とコツ. 精神科臨床エキスパート 依存と嗜癖—どう理解し, どう対処するか. 和田 清編, p.18-48, 医学書院, 2013.
3) 成瀬暢也：薬物依存症の回復支援ハンドブック. p.39-54, 金剛出版, 2016.
4) 成瀬暢也：誰にでもできる薬物依存症の診かた. p.31-59, 中外医学社, 2017.
5) 成瀬暢也：物質使用障害とどう向き合ったらよいのか—治療総論. 精神療法 42：95-106, 2016.
6) 小林桜児, 松本俊彦, 大槻正樹他：覚せい剤依存者に対する外来再発予防プログラム開発—Serigaya Methamphetamine relapse Prevention Program（SMARPP）. 日アルコール・薬物医会誌 42：507-521, 2007.
7) 松本俊彦, 小林桜児, 今村扶美：薬物・アルコール依存症からの回復支援ワークブック. 金剛出版, 2011.
8) Matrix Institute.（http://www.matrixinstitute.org/index.html）（確認：2017.12.5）

■ 参考資料 ■

1 よりよく働けるようになるための社会資源

- 資料1：医療機関リスト … 146
- 資料2：回復施設リスト … 150

2 その他の参考資料

- 資料3：「アルコール健康障害対策基本法」… 152
- 資料4：「アルコール健康障害対策推進基本計画」… 153
- 資料5：AUDIT … 154
- 資料6：AUDIT-C … 155

1 よりよく働けるようになるための社会資源

　依存症の回復は，専門医療機関や社会復帰施設，自助グループなど，多様な回復資源との連携が必要である．各地でさまざまな治療機関，社会復帰施設が開設されているが，現状では依存症の専門機関や社会資源に関する情報を一元的にまとめた資料は少ない．そのため情報収集が困難で，関係機関の紹介は相談の受け手側となる産業保健スタッフの経験に頼りがちにならざるを得ない．

　ここでは全国の依存症の治療機関，社会復帰施設リストを掲載している．なお，当リストは厚生労働科学研究事業「アルコール依存症に対する総合的な医療の提供に関する研究」（研究代表者：樋口進），分担研究「アルコール依存症の治療・社会復帰に関する社会資源情報の作成」[1]の資料から得たものである．

　この情報資源は，全国の各機関にアンケートを送付し，回答を得られた依存症専門医療機関229施設，回復施設85施設から情報を収集している．また，より詳細な情報をWeb上で閲覧することが可能であり，「アルコール健康障害・薬物依存症・ギャンブル等依存症　全国医療機関／回復施設リスト」の名称にてホームページを開設している．Web上での閲覧は，国立病院機構久里浜医療センターホームページ[*1]から可能である．また，脚注のURL[*2]からも閲覧できる．

　上記ホームページでは都道府県別に依存症専門医療機関／回復施設を検索できる．各機関の情報の詳細については，対象とする依存症の種類（アルコール，薬物，ギャンブル，その他依存症関連疾患），家族教室の有無や家族相談の受け入れ，初診予約の必要性，治療プログラム形態（入院または外来プログラムの有無），プログラム内容，連携機関など，多岐に渡る．さらに各機関情報をクリックすると，当該医療機関それぞれのホームページを閲覧することも可能である．図のように，各機関の施設情報が示されている[*3]．

　なお，当リストに掲載された医療機関・回復施設の情報は聴取時［2016（平成28）年］の内容のため，変更される可能性がある．各機関の詳細については，直接問い合せをすることが望ましい．以下，都道府県別の専門医療機関・回復施設の名称と連絡先を紹介する（資料1，2）．

＊1）http://www.kurihama-med.jp
＊2）http://list.kurihama-med.jp
＊3）http://list.kurihama-med.jp/md/066.html

1 よりよく働けるようになるための社会資源

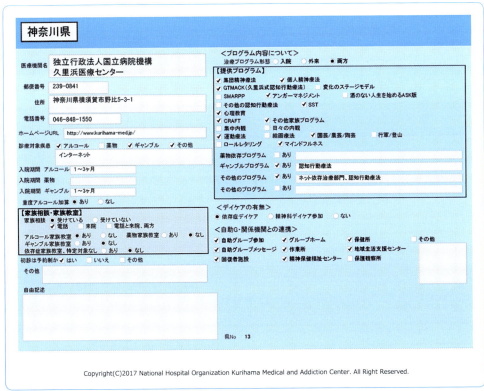

[図] アルコール健康障害・薬物依存症・ギャンブル等依存症　全国医療機関／回復施設リスト参考ページ
（このように各機関についての情報が詳しく紹介されている）

● 参考文献 ●

1）湯本洋介, 樋口進：厚生労働科学研究費補助金障害者対策総合研究事業（障害者政策総合研究事業（精神障害分野））「アルコール依存症に対する総合的な医療の提供に関する研究」（研究代表者：樋口進）平成26年～28年度総合分担研究報告書　アルコール依存症の治療・社会復帰に関する社会資源情報の作成, p.321-324, 2017.

参考資料

資料 1　医療機関リスト

都道府県	医療機関名	〒	住　所	電話番号
北海道	特定医療法人北仁会　旭山病院	064-0946	北海道札幌市中央区双子山 4-3-33	011-641-7755
	医療法人北仁会　石橋病院	047-8585	北海道小樽市長橋 3-7-7	0134-25-6655
	札幌太田病院	063-0005	北海道札幌市西区山の手 5 条 5-1-1	011-644-5111
	医療法人恵仁会　空知病院	068-0851	北海道岩見沢市大和 1 条 8-1	0126-22-2072
	五稜会病院	002-8029	北海道札幌市北区篠路 9 条 6-2-3	011-771-5660
	道立緑ヶ丘病院	080-0034	北海道河東郡音更町緑が丘 1	0155-42-3377
	医療法人社団博仁会　大江病院	080-2470	北海道帯広市西二十条南 2-5-3	0155-33-6332
	札幌トロイカ病院	003-0869	北海道札幌市白石区川下 577-8	011-873-1221
	手稲渓仁会病院　精神保健科	006-8555	北海道札幌市手稲区前田 1 条 12-1-40	011-681-8111
	名寄市立総合病院	096-8511	北海道名寄市西 7 条南 8-1	0165-43-0489
	ほっとステーション大通公園メンタルクリニック	060-0042	北海道札幌市中央区大通西 5-8　昭和ビル 4F	011-233-2525
	幹メンタルクリニック	064-0042	北海道札幌市中央区大通西 20-2-20　EXCELS1 ビル 5F	0120-783-874
青森県	藤代健生病院	036-8373	青森県弘前市大字藤代 2-12-1	0172-36-5181
	一般財団法人愛成会　弘前愛成会病院	036-8511	青森県弘前市北園 1-6-2	0172-34-7111
	生協さくら病院	030-0131	青森県青森市問屋町 1-15-10	017-738-2101
	医療法人芙蓉会　芙蓉会病院	030-0133	青森県青森市雲谷字山吹 93-1	017-738-2214
岩手県	独立行政法人国立病院機構　花巻病院	025-0033	岩手県花巻市諏訪 500	0198-24-0511
	岩手県立南光病院	029-0131	岩手県一関市狐禅寺字大平 17	0191-23-3655
秋田県	医療法人仁政会　杉山病院	018-1401	秋田県潟上市昭和大久保字北野出戸道脇 41	018-877-6141
山形県	社会医療法人公徳会　佐藤病院	999-2221	山形県南陽市椚塚 948-1	0238-40-3170
	若宮病院	990-2451	山形県山形市吉原 2-15-3	023-643-8222
	かみのやま病院	999-3103	山形県上山市金谷字下河原 1370	023-672-2551
宮城県	東北会病院	981-0933	宮城県仙台市青葉区柏木 1-8-7	022-234-0461
	宮千代加藤内科医院	983-0044	宮城県仙台市宮城野区宮千代 1-2-9	022-235-8876
	ワナクリニック	981-0915	宮城県仙台市青葉区通町 2-9-1 高進ビル 3F	022-275-8181
福島県	会津西病院	969-6192	福島県会津若松市北会津町東小松 2335	0242-56-2525
	医療法人　社団石福会四倉病院	979-0203	福島県いわき市四倉町下仁井田字南追切 2-2	0246-32-5321
	福島県立医科大学付属病院	960-1295	福島県福島市光が丘 1	024-547-1111
	大島クリニック	963-8014	福島県郡山市虎丸町 14-4　丸三ビル 2 F	024-934-3960
茨城県	茨城県立こころの医療センター	309-1717	茨城県笠間市旭町 654	0296-77-1151
	豊後荘病院	315-0112	茨城県石岡市部原 760	029-944-3211
	紫峰の森クリニック	300-2655	茨城県つくば市島名 472-1	029-848-2348
	医療法人社団正定会　廣瀬クリニック	310-0913	茨城県水戸市見川町 2352-3	029-244-1212
	東京医科大学茨城医療センター	300-0332	茨城県稲敷郡阿見町中央 3-20-1	029-887-1161
群馬県	赤城高原ホスピタル	379-1111	群馬県渋川市赤城町北赤城山 1051	0279-56-8148
	榛名病院	377-0008	群馬県渋川市渋川 3658-20	0279-22-1970
埼玉県	埼玉県立精神医療センター	362-0806	埼玉県北足立郡伊奈町小室 818-2	048-723-6803
	不動ヶ丘病院	347-0058	埼玉県加須市岡古井 107	0480-62-3005
	与野中央病院	331-0054	埼玉県さいたま市西区島根 65	048-624-2211
	白峰クリニック	330-0071	埼玉県さいたま市浦和区上木崎 4-2-25	048-831-0012
東京都	昭和大学附属烏山病院	157-8577	東京都世田谷区北烏山 6-11-11	03-3300-5231
	医療法人社団翠会　成増厚生病院	175-0091	東京都板橋区三園 1-19-1	03-5998-0051
	東京アルコール医療総合センター　井之頭病院	181-8531	東京都三鷹市上連雀 4-14-1	0422-44-5331
	長谷川病院	181-8586	東京都三鷹市大沢 2-20-36	0422-31-8600
	医療法人社団光生会　平川病院	192-0152	東京都八王子市美山町 1076	042-651-3131
	医療法人財団青溪会　駒木野病院	193-8505	東京都八王子市裏高尾町 273	042-666-3526
	医療法人社団正心会　よしの病院	194-0203	東京都町田市図師町 2252	042-791-0734
	多摩あおば病院	189-0002	東京都東村山市青葉町 2-27-1	042-393-2881
	髙月病院	192-0005	東京都八王子市宮下町 178	042-691-1131
	国立精神・神経医療研究センター病院	187-8502	東京都小平市小川東町 4-1-1	042-341-2711
	飯田橋榎本クリニック	102-0072	東京都千代田区飯田橋 4-6-5	03-5276-0601
	周愛利田クリニック	114-0016	東京都北区上中里 3-6-13	03-3911-3050
	メンタルオフィス亀戸	136-0071	東京都江東区亀戸 6-58-11　亀戸 ES ビル 3F	03-3636-2377
	ハナクリニック	136-0072	東京都江東区大島 5-36-8　宍戸第 3 ビル 3F	03-5858-3711
	慈友クリニック	169-0075	東京都新宿区高田馬場 4-3-11	03-3360-0031
	三船クリニック	190-0023	東京都立川市柴崎町 3-5-7　安田ビル 4F	042-523-6693
	さくらの木クリニック秋葉原	101-0033	東京都千代田区神田岩本町 1　清水ビル 2F	03-3255-3960
	雷門メンタルクリニック	111-0034	東京都台東区雷門 2-18-15-4F	03-5828-3841
	こまごめ緑陰診療所	113-0021	東京都文京区本駒込 5-19-2　小林ビルデンス 2F	03-3943-5525
	新大塚榎本クリニック	170-0005	東京都豊島区南大塚 3-11-9	03-6907-8061

146

1 よりよく働けるようになるための社会資源

都道府県	医療機関名		住　所	電話番号
東京都	榎本クリニック	171-0021	東京都豊島区西池袋 1-2-5	03-3982-5321
	成瀬メンタルクリニック	194-0045	東京都町田市南成瀬 1-1-2　プラザ成瀬 2-15	042-710-7657
	京橋メンタルクリニック	104-0031	東京都中央区京橋 1-2-4　YN ビル 8F	03-5203-1930
	きむらメンタルクリニック	113-0021	東京都文京区本駒込 6-24-1　後藤ビル 2F	03-5981-8847
	アパリクリニック	162-0055	東京都新宿区余丁町 14-4	03-5369-2591
神奈川県	独立行政法人国立病院機構　久里浜医療センター	239-0841	神奈川県横須賀市野比 5-3-1	046-848-1550
	北里大学東病院	252-0380	神奈川県相模原市麻溝台 2-1-1	042-748-9111
	神奈川県立精神医療センター	233-0006	神奈川県横浜市港区芹が谷 2-5-1	045-822-0241
	大石クリニック	231-0058	神奈川県横浜市中区弥生町 4-41	045-262-0014
	茅ヶ崎クリニック	253-0054	神奈川県茅ヶ崎市東海岸南 1-22-1	0467-86-2123
	くりはまメンタルクリニック	239-0831	神奈川県横須賀市久里浜 4-5-6　浅葉ビル	046-876-8157
	鈴木メンタルクリニック	240-0111	神奈川県三浦郡葉山町一色 370	046-877-5656
	まこと心のクリニック	231-0032	神奈川県横浜市中区不老町 1-5-11　K-SPIRE ビル 3F	045-222-8050
	医療法人誠心会　神奈川病院	241-0803	神奈川県横浜市旭区川井本町 122-1	045-951-9811
千葉県	船橋北病院	274-0054	千葉県船橋市金堀町 521-36	047-457-7151
	社会医療法人社団さつき会　袖ヶ浦さつき台病院	299-0246	千葉県袖ヶ浦市長浦駅前 5-21	0438-62-1113
	医療法人社団健仁会　手賀沼病院	277-0912	千葉県柏市箕輪 700	04-7193-3050
	千葉県精神科医療センター	261-0024	千葉県千葉市美浜区豊砂 5	043-276-3188
	医療法人梨香会　秋元病院	273-0121	千葉県鎌ヶ谷市初富 808-54	047-446-8100
新潟県	三交病院	943-8530	新潟県上越市大字塩屋 337-1	025-543-2624
	医療法人恵松会　河渡病院	950-0012	新潟県新潟市東区有楽 1-15-1	025-274-8211
	かとう心療内科クリニック	950-0121	新潟県新潟市江南区亀田向陽 1-3-35	025-382-0810
	山下メンタルクリニック	947-0042	新潟県小千谷市平沢 1-5-26	0258-83-1771
富山県	医療法人社団和敬会谷野呉山病院	930-0103	富山県富山市北代 5200	076-436-5800
石川県	青和病院	920-0205	石川県金沢市大浦町ホ 22-1	076-238-3636
	石川県立高松病院	929-1293	石川県かほく市内高松ヤ 36	076-281-1125
	社会医療法人財団松原愛育会　松原病院	920-0935	石川県金沢市石引 4-3-5	076-231-4145
	ひろメンタルクリニック	920-0024	石川県金沢市西念 3-1-32　西清ビル A-1	076-234-1621
福井県	福仁会病院	910-0017	福井県福井市文京 5-10-1	0776-22-7133
	福井県立病院　こころの医療センター	910-8526	福井県福井市四ツ井 2-8-1	0776-54-5151
山梨県	地方独立行政法人山梨県立病院機構　山梨県立北病院	407-0046	山梨県韮崎市旭町上條南割 3314-13	0551-22-1621
長野県	長野県立こころの医療センター駒ヶ根	399-4101	長野県駒ヶ根市下平 2901	0265-83-3181
	北アルプス医療センターあづみ病院	399-8695	長野県北安曇郡池田町大字池田 3207-1	0261-62-3166
	粟田病院	380-0921	長野県長野市栗田 695	026-226-1311
	独立行政法人国立病院機構　小諸高原病院	384-8540	長野県小諸市甲 4598	0267-22-0870
	かとうメンタルクリニック	390-0872	長野県松本市北深志 1-5-18	0263-34-6141
	鶴田メンタルクリニック	381-0043	長野県長野市吉田 3-11-9　ワタナベビル 1F	026-259-9939
岐阜県	医療法人　杏年会　各務原病院	504-0861	岐阜県各務原市東山 1-60	058-389-2228
	養南病院	503-0401	岐阜県海津市南濃町津屋 1508	0584-57-2511
	慈恵中央病院	501-4107	岐阜県郡上市美並町大原 1-1	0575-79-2030
	須田病院	509-4124	岐阜県高山市国府町村山 235-5	0577-72-2100
	丹生川診療所	506-2123	岐阜県高山市丹生川町方 88	0577-78-1016
静岡県	医療法人十全会　聖明病院	417-0801	静岡県富士市大渕 888	0545-36-0277
	医療法人社団進正会　服部病院	438-0002	静岡県磐田市大久保西貝塚 3781-2	0538-32-7121
	財団法人復康会　沼津中央病院	410-0811	静岡県沼津市中瀬町 24-1	055-931-4100
愛知県	医療法人岩屋会　岩屋病院	440-0842	愛知県豊橋市岩屋町字岩屋下 39-1	0532-61-7100
	医療法人成精会　刈谷病院	448-0851	愛知県刈谷市神田町 2-30	0566-21-3511
	桶狭間病院藤田こころケアセンター	470-1168	愛知県豊明市栄町南館 3-879	0562-97-1361
	愛知県精神医療センター	464-0031	愛知県名古屋市千種区徳川山町 4-1-7	052-763-1511
	医療法人豊和会　南豊田病院	470-1215	愛知県豊田市広美町郷西 80	0565-21-0331
	医療法人資生会　八事病院	468-0073	愛知県名古屋市天白区塩釜口 1-403	052-832-2111
	医療法人桜桂会　犬山病院	484-0094	愛知県犬山市塔野地大畔 10	0568-61-1505
	西山クリニック	465-0025	愛知県名古屋市名東区上社 1-704	052-771-1600
	あらたまこころのクリニック	467-0066	愛知県名古屋市瑞穂区洲山町 1-49	052-852-8177
三重県	三重県立こころの医療センター	514-0818	三重県津市城山 1-12-1	059-235-2125
	独立行政法人国立病院機構　榊原病院	514-1292	三重県津市榊原町 777	059-252-0211
	総合心療センターひなが	510-0885	三重県四日市市日永 5039	059-345-2356
	かすみがうらクリニック	510-0001	三重県四日市市八田 1-13-17　ビセンビル A 棟	059-332-2277
	おおごし心身クリニック	514-1101	三重県津市久居明神町 2157-4	059-255-7432

参考資料

都道府県	医療機関名		住　　所	電話番号
滋賀県	滋賀県立精神医療センター	525-0072	滋賀県草津市笠山 8-4-25	077-567-5023
京都府	いわくら病院	606-0017	京都府京都市左京区岩倉上蔵町 101	075-711-2171
	京都府立洛南病院	611-0011	京都府宇治市五ケ庄広岡谷 2	0774-32-5900
	独立行政法人国立病院機構 舞鶴医療センター	625-8502	京都府舞鶴市字行永 2410	0773-62-2680
	京都府立医科大学附属病院	602-8566	京都府京都市上京区河原町通広小路上る梶井町 465	075-251-5111
	安東医院	600-8155	京都府京都市下京区間之町通下珠数屋町上る　西玉水町 279 番地	075-344-6016
	たて内科クリニック	604-0814	京都府京都市中京区東洞院通二条上ル壺屋町 524 コンフォール御所南 1F	075-746-6261
大阪府	地方独立行政法人大阪府立病院機構 大阪府立精神医療センター	573-0022	大阪府枚方市宮之阪 3-16-2	072-847-3261
	東大阪山路病院	578-0925	大阪府東大阪市稲葉 1-7-5	072-961-3700
	金岡中央病院	591-8012	大阪府堺市北区中村町 450	072-252-9000
	医療法人聖和錦秀会阪和いずみ病院	594-1151	大阪府和泉市唐国町 4-15-48	0725-53-1555
	医療法人和気会　新生会病院	594-1154	大阪府和泉市松尾寺町 113	0725-53-1222
	新阿武山病院	569-1041	大阪府高槻市奈佐原 4-10-1	072-693-1881
	藤井クリニック	534-0024	大阪府大阪市都島区東野田町 1-21-7　富士林プラザ 10 番館 2F	06-6352-5100
	悲田院クリニック	543-0055	大阪府大阪市天王寺区悲田院町 5-13	06-6773-2971
	小谷クリニック	545-0051	大阪府大阪市阿倍野区旭町 1-1-27　三洋ビル 2F	06-6556-9960
	新阿武山クリニック	569-1117	大阪府高槻市天神町 1-10-1　たかつき天神ビル 2F	072-682-8801
	東布施本クリニック	577-0841	大阪府東大阪市足代 3-1-7　布施南ビル 1F	06-6729-1000
	川田クリニック	596-0076	大阪府岸和田市野田町 1-6-27　小山ビル 2F	072-437-2711
奈良県	奈良県立医科大学附属病院精神科	634-8522	奈良県橿原市四条町 840	0744-22-3051
	八木植松クリニック	634-0078	奈良県橿原市八木町 1-7-3　かしはらビル 5F	0744-25-8620
	植松クリニック	631-0824	奈良県奈良市西大寺南町 2-6　明光第 5 ビル 1F	0742-45-7501
兵庫県	神戸大学医学部附属病院	650-0017	兵庫県神戸市中央区楠町 7-5-2	078-382-5111
	復光会垂水病院	651-2202	兵庫県神戸市西区押部谷町西盛 566	078-994-1151
	兵庫県立ひょうごこころの医療センター	651-1242	兵庫県神戸市北区山田町上谷上字登リ尾 3	078-581-1013
	姫路北病院	679-2203	兵庫県神崎郡福崎町南田原 1134-2	0790-22-0770
	幸地クリニック	650-0021	兵庫県神戸市中央区三宮町 2-11-1　センタープラザ西館 7F　709 号	078-599-7365
	ただしメンタルクリニック	663-8204	兵庫県西宮市高松町 4-37　中林ビル西宮 5	0798-69-2881
	高石医院	668-0026	兵庫県豊岡市元町 12-6　アクシス元町 1F	0796-34-6399
	宋神経科クリニック	650-0022	兵庫県神戸市中央区元町通 3-3-4	078-333-9281
和歌山県	和歌浦病院	641-0021	和歌山県和歌山市和歌浦東 3-2-38	073-444-0861
広島県	医療法人仁康会小泉病院	729-2361	広島県三原市小泉町 4245	0848-66-3355
	呉みどりケ丘病院	737-0001	広島県呉市阿賀北 1-15-45	0823-72-6111
	医療法人せのがわ　瀬野川病院	739-0323	広島県広島市安芸区中野東 4-11-13	082-892-1055
	よこがわ駅前クリニック	733-0011	広島県広島市西区横川町 2-7-19　横川メディカルプラザ 2F	082-294-8811
	木村神経科内科クリニック	730-0851	広島県広島市中区榎町 3-1　木村ビル	082-292-8381
	医療法人社団緑誠会光の丘病院	720-1147	広島県福山市駅家町大字向永谷 302	084-976-1415
	本田クリニック	729-0141	広島県尾道市高須町 4754-5	0848-56-1855
	こころ尾道駅前クリニック	722-0035	広島県尾道市土堂 1-11-6	0848-36-5561
岡山県	岡山県精神科医療センター	700-0915	岡山県岡山市北区鹿田本町 3-16	086-225-3821
	公益財団法人慈圭会　慈圭病院	702-8508	岡山県岡山市南区浦安本町 100-2	086-262-1191
	林道倫精神神経科病院	703-8520	岡山県岡山市浜 472	086-272-8811
	社会医療法人高見徳風会 希望ヶ丘ホスピタル	708-0052	岡山県津山市田町 115	0868-22-3158
	財団法人江原積善会　積善病院	708-0883	岡山県津山市一方 140	0868-22-3166
	ゆうクリニック	700-0903	岡山県岡山市北区幸町 1-7　大田ビル 3F	086-225-0375
山口県	ふじもとメンタルクリニック	745-0035	山口県周南市有楽町 23 番地　近鉄徳山ビル 2F	0834-33-3111
	医療法人信和会　高嶺病院	759-0134	山口県宇部市大字善和 187-2	0836-62-1100
	山口県立こころの医療センター	755-0241	山口県宇部市東岐波 4004-2	0836-58-2370
鳥取県	明和会医療福祉センター　渡辺病院	680-0011	鳥取県鳥取市東町 3-307	0857-24-1151
	独立行政法人国立病院機構　鳥取医療センター	689-0203	鳥取県鳥取市三津 876	0857-59-1111
島根県	松江赤十字病院	690-8506	島根県松江市母衣町 200	0852-24-2111
香川県	医療法人光風会　三光病院	761-0123	香川県高松市牟礼町原 883-1	087-845-3301
	医療法人五色台病院	762-0023	香川県坂出市加茂町 963	0877-48-2700
	清水病院	768-0040	香川県観音寺市柞田町甲 1425-1	0875-25-3749
徳島県	藍里病院	771-1342	徳島県板野郡上板町佐藤塚字東 288-3	088-694-5151
	あいざとパティオクリニック	770-0042	徳島県徳島市蔵本町 2-30-1	088-634-1881
愛媛県	医療法人青峰会　くじら病院	796-8010	愛媛県八幡浜市五反田 1 番耕地 1046-1	0894-22-2309
	みやもとクリニック	799-2435	愛媛県松山市府中 800-1	089-993-1911
高知県	海辺の杜ホスピタル　精華園	781-0270	高知県高知市長浜 251	088-841-2409

1 よりよく働けるようになるための社会資源

都道府県	医療機関名		住　所	電話番号
高知県	岡豊病院	783-0043	高知県南国市岡豊町小蓮 689-1	088-866-2345
	田辺病院	780-0041	高知県高知市入明町 14-2	088-822-2739
福岡県	新門司病院	800-0102	福岡県北九州市門司区大字猿喰 615	093-481-1368
	八幡厚生病院	807-0846	福岡県北九州市八幡西区里中 3-12-12	093-691-3344
	医療法人優なぎ会　雁の巣病院	811-0206	福岡県福岡市東区雁の巣 1-26-1	092-606-2861
	おおりん病院	816-0942	福岡県大野城市中央 1-13-8	092-581-1445
	医療法人社団飯盛会　倉光病院	819-0037	福岡県福岡市西区大字飯盛 664-1	092-811-1821
	医療法人和光会　一本松すずかけ病院	825-0004	福岡県田川市大字夏吉 142	0120-557-832
	のぞえ総合心療病院	830-0053	福岡県久留米市藤山町 1730	0942-22-5311
	松尾病院	800-0252	福岡県北九州市小倉南区葛原高松 1-2-30	093-471-7721
	十全会　回生病院	811-4161	福岡県宗像市朝町 200-1	0940-33-3554
	福岡県立精神医療センター太宰府病院	818-0125	福岡県太宰府市五条 3-8-1	092-922-3137
	医療法人社団翠会行橋記念病院	824-0033	福岡県行橋市北泉 3-11-1	0930-25-2000
	直方中村病院	822-0002	福岡県直方市頓野 993-1	0949-26-1522
	門司メンタルクリニック	800-0039	福岡県北九州市門司区中町 1-33	093-382-2300
	遊行会藤川メディケアクリニック	812-0008	福岡県福岡市博多区東光 2-22-25	092-432-6166
	ひろメンタルクリニック	810-0004	福岡県福岡市中央区渡辺通 5-14-12　南天神ビル 3F	092-739-0303
佐賀県	国立病院機構　肥前精神医療センター	842-0192	佐賀県神埼郡吉野ケ里町三津 160	0952-52-3231
	医療法人浄心会園田病院	843-0022	佐賀県武雄市武雄町武雄 4017	0954-23-3188
	虹と海のホスピタル	847-0031	佐賀県唐津市原 842-1	0955-77-5120
	医療法人勇愛会　大島病院	849-0111	佐賀県三養基郡みやき町白壁 4287	0942-89-2600
	山のサナーレ・クリニック	848-0027	佐賀県伊万里市立花町 323-2	0955-22-2128
	さがセレニティクリニック	849-0937	佐賀県佐賀市鍋島 3-2-4	0952-37-7430
長崎県	医療法人見松会　あきやま病院	854-0007	長崎県諫早市目代町 737-1	0957-22-2370
	三和中央病院	851-0494	長崎県長崎市布巻町 165-1	095-898-7511
	道ノ尾病院	852-8055	長崎県長崎市虹が丘町 1-1	095-856-1111
	医療法人志仁会　西脇病院	850-0835	長崎県長崎市桜木町 3-14	095-827-1187
大分県	医療法人社団淡窓会　大分友愛病院	877-0062	大分県日田市大字上野 1-1	0973-23-5151
	大分丘の上病院	879-7501	大分県大分市大字竹中 1403	097-597-3660
	鶴見台病院	874-0838	大分県別府市鶴見 4075-4	0977-22-0336
	山本病院	874-0930	大分県別府市光町 14-3	0977-22-0131
	仲宗根病院	870-1153	大分県大分市大字小野鶴 1353	097-541-1040
	河村クリニック	870-0026	大分県大分市金池町 2-12-8　ひこばゆビル 3F	097-548-5570
	竹下粧子クリニック	870-0047	大分県大分市中島西 1-1-24　中島ビル 2F	097-533-2874
宮崎県	宮崎若久病院	880-0945	宮崎県宮崎市福島町寺山 3147	0985-51-0945
	一般社団法人　藤元メディカルシステム 大悟病院	889-1911	宮崎県北諸県郡三股町大字長田 1270	0986-52-5800
熊本県	医療法人ましき会　益城病院	861-2233	熊本県上益城郡益城町惣領 1530	096-286-3611
	熊本県立こころの医療センター	861-4154	熊本県熊本市南区富合町平原 391	096-357-2151
	八代更生病院	866-0043	熊本県八代市古城町 1705	0965-33-4205
	菊陽病院	869-1102	熊本県菊池郡菊陽町原水中野 5587	096-232-3171
	吉田病院	868-0015	熊本県人吉市下城本町 1501	0966-22-4051
	杏仁会　くまもと青明病院	862-0970	熊本県熊本市中央区渡鹿 5-1-37	096-366-2291
鹿児島県	三州脇田丘病院	890-0073	鹿児島県鹿児島市宇宿 7-26-1	099-264-0667
	医療法人金隆会　指宿竹元病院	891-0304	鹿児島県指宿市東方 7531	0993-23-2311
	森口病院	892-0873	鹿児島県鹿児島市下田町 1763	099-243-6700
	谷山病院	891-0111	鹿児島県鹿児島市小原町 8-1	099-269-4111
沖縄県	糸満晴明病院	901-0334	沖縄県糸満市大度 520	098-997-2011
	医療法人天仁会　天久台病院	900-0005	沖縄県那覇市天久 1123	098-868-2101
	独立行政法人国立病院機構　琉球病院	904-1201	沖縄県国頭郡金武町金武 7958-1	098-968-2133
	嬉野が丘　サマリヤ人病院	901-1105	沖縄県南風原町字新川 460	098-889-1328
	沖縄協同病院	900-0024	沖縄県那覇市古波蔵 4-10-55	098-853-1200

資料 2　回復施設リスト

都道府県	施設名称		住所	電話番号
北海道	社会福祉法人青十字サマリヤ会　青十字サマリヤ館	061-2284	北海道札幌市南区藤野四条 3-8-18	011-591-1921
	北海道ダルク	065-0025	北海道札幌市東区北 25 条東 5-1-117	011-750-0919
	地域活動支援センター　札幌マック	003-0002	北海道札幌市白石区東札幌二条 5-1-21	011-841-7055
	NPO 法人リカバリー	065-0033	北海道札幌市東区北 33 条東 15-1-1　エクセレムビル 4F	011-374-6014
秋田県	一般社団法人　秋田ダルク	019-2601	秋田県秋田市河辺和田字坂本北 285-3	018-827-3668
	特定非営利活動法人　秋田マック	010-0042	秋田県秋田市桜三 3-14-10	018-874-7021
山形県	特定非営利活動法人　鶴岡ダルク	999-7544	山形県鶴岡市中山字瓜沢 60-4	0235-64-8149
宮城県	アロー萌木	980-0001	宮城県仙台市青葉区中江 1-23-4	022-716-5575
	特定非営利活動法人　仙台ダルク・グループ	980-0011	宮城県仙台市青葉区上杉 2-1-28	022-261-5341
福島県	磐梯ダルクリカバリーハウス	966-0402	福島県耶麻郡北塩原村大塩 4459-1	0241-33-2111
茨城県	特定非営利活動法人　潮騒ジョブトレーニングセンター	314-0006	茨城県鹿嶋市宮津台 210-10	0299-77-9099
	特定非営利活動法人茨城依存症回復支援協会　共同生活援助事業所ビレッジダッシュ	309-1722	茨城県笠間市平町 122-4	0296-78-5287
	茨城ダルク	307-0021	茨城県結城市上山川 6847	0296-35-1151
	鹿島ダルク	314-0143	茨城県神栖市神栖 1-6-26	0299-93-2486
	アナク	314-0007	茨城県鹿嶋市神向寺 310	090-3215-7850
群馬県	NPO 法人アパリ　藤岡ダルク	375-0047	群馬県藤岡市上日野 2594	0274-28-0311
栃木県	NPO 栃木 DARC	320-0014	栃木県宇都宮市大曽 2-2-14-2F	028-650-5582
埼玉県	NPO 法人　埼玉ダルク	330-0061	埼玉県さいたま市浦和区常盤 6-4-12	048-823-3460
東京都	特定非営利活動法人 SUN	152-0001	東京都目黒区中央町 2-32-5　スマイルプラザ中央町 4F	03-3712-0653
	社会福祉法人救世軍社会事業団　救世軍自省館	204-0023	東京都清瀬市竹丘 1-17-60	042-493-5374
	特定非営利活動法人ジャパンマック　RD デイケアセンター	173-0004	東京都板橋区板橋 4-6-1　板橋スカイプラザ 2F　J 号室	03-5944-1602
	ウィメンズアディクションサポートセンターオ･ハナ	114-0023	東京都北区滝野川 6-76-9　エスポワール・オチアイ 501・601	03-3916-0851
	日本ダルク	162-0055	東京都新宿区余丁町 14-4　AIC ビル 3F	03-5369-2595
	久留米リカバリーハウス	203-0053	東京都東久留米市本町 1-10-22	042-477-3556
	特定非営利活動法人　新生したまち作業所	135-0023	東京都江東区平野 3-7-4　オーク・ミュールアル 201 号室	03-3641-7303
	みのわマック	114-0023	東京都北区滝野川 7-35-2	03-5974-5091
	アディクションリハビリテーションセンター　すとぉりぃ	154-0015	東京都世田谷区桜新町 1-8-6	03-3704-7344
	フリッカ・ピーウーマン	114-0014	東京都北区田端 6-3-18　ビラカミムラ 301	03-3822-7658
	特定非営利活動法人東京ダルク　ダルク・セカンドチャンス	110-0003	東京都台東区根岸 5-8-16　大空庵ビル 2F	03-3875-8808
	社会福祉法人小さい共同体　就労継続支援 B 型　飛翔クラブ	189-0013	東京都東村山市栄町 2-9-32	042-395-1427
	特定非営利活動法人　立川マック	190-0022	東京都立川市錦町 2-6-20	042-521-4976
	山谷マックデイケアセンター　ワン・ステップ	116-0014	東京都荒川区東日暮里 1-10-4	03-3891-4336
	特定非営利活動法人　八王子ダルク	139-0931	東京都八王子市台町 1-8-25	042-686-3988
神奈川県	一般社団法人　相模原ダルク	252-0231	神奈川県相模原市中央区相模原 6-23-9	042-707-0391
	地域活動支援センター　川崎マック	210-0812	神奈川県川崎市川崎区東門前 2-2-10	044-266-6708
	NPO 法人　アルコールケアセンターたんぽぽ	213-0001	神奈川県川崎市高津区溝口 2-7-9　ツクバビル 2F	044-822-0699
	GAYA（我舎）横須賀	238-0011	神奈川県横須賀市米が浜通 1-4　スタービル II 1F	046-828-3776
	第 2 アルク生活訓練センター	231-0028	神奈川県横浜市中区翁町 1-6-4　新翁ビル 2F	045-641-2084
	第 2 アルク地域活動支援センター	231-0028	神奈川県横浜市中区翁町 1-6-4　新翁ビル 3F	045-226-2808
	日本ダルク本部　神奈川	231-0865	神奈川県横浜市中区北方町 1-21	045-624-1585
	横浜マック・デイケア・センター	241-0023	神奈川県横浜市旭区本宿町 91-6	045-366-2650
	第 1 アルク・デイケア・センター松影	231-0028	神奈川県横浜市中区松影町 3-11-2　三和ビル 2F	045-641-7344
	アルク翁	231-0028	神奈川県横浜市中区翁町 2-7-5 HS 関内	045-263-6495
	指定障害サービス事業者自立訓練（生活訓練）事業所　RDP 横浜	221-0841	神奈川県横浜市神奈川区松本町 4-28-16　弘津ビル 2F	045-595-9867
	アルク・ハマポート作業所	231-0028	神奈川県横浜市中区翁町 1-4-4　大有ビル 1F	045-633-2419
	横浜ダルク・ケア・センター	232-0017	神奈川県横浜市南区宿町 2-44-5	045-731-8666
	横浜地域活動支援センターBB	232-0045	神奈川県横浜市南区東蒔田町 15-3　YTC ビル 1F	045-341-3473
	川崎ダルクデイケアセンター	211-0044	神奈川県川崎市中原区新城 4-1-1	044-798-7608
	横浜市中央浩生館	232-0033	神奈川県横浜市南区中村町 3-211	045-251-5830
	特定非営利活動法人ヌジュミ	240-0052	神奈川県横浜市保土ヶ谷区西谷町 1230　サンハイム西谷第一 104 号	045-744-6516

1 よりよく働けるようになるための社会資源

都道府県	施設名称		住　所	電話番号
千葉県	千葉ダルク	260-0841	千葉県千葉市中央区白旗 3-16-7	043-209-5564
新潟県	NPO 法人　新潟マック	940-1151	新潟県長岡市三和 1-5-19	0258-32-9291
富山県	NPO 法人富山ダルクリカバリークルーズ	931-8371	富山県富山市岩瀬古志町 19-1	076-407-5777
山梨県	山梨ダルク	400-0856	山梨県甲府市伊勢 4-21-1　清水ビル	055-223-7774
	NPO 法人　山梨ダルクデイケアセンター	400-0856	山梨県甲府市伊勢 4-21-1　清水ビル	055-223-7774
	一般社団法人　グレイス・ロード GRC デイケアセンター	400-0111	山梨県甲斐市竜王新町 1-1	055-287-8347
静岡県	スルガダルク　浜松	432-8011	静岡県浜松市中区城北 1-7-14　美杉ビル 3F	054-283-1925
	スルガダルク	422-8058	静岡県静岡市駿河区中原ダルクビル 931-1	0545-31-0505
	特定非営利活動法人グループ富士	417-0846	静岡県富士市今井 2-11-10	055-978-7750
	静岡ダルク	419-0111	静岡県田方郡函南町畑毛 205-5	055-947-2688
	一般社団法人　ドムクス	410-2201	静岡県伊豆の国市古奈 536-5	
愛知県	仲間の会はばたき	457-0047	愛知県名古屋市南区城下町 1-12	052-819-5421
	特定非営利活動法人　三河ダルク	440-0871	愛知県豊橋市新吉町 73　先大手ビル E-104	0532-52-8596
	三河ダルク　岡崎デイケアセンター	444-0860	愛知県岡崎市明大寺本町 3-12　善隣センタービル 3F	0564-64-2349
三重県	三重ダルク	514-0004	三重県津市栄町 3-130	059-222-7510
滋賀県	リバティー・ウィメンズハウス・おりーぶ	520-0502	滋賀県大津市南小松 1594-357	077-535-0313
京都府	NPO 法人アパリ　木津川ダルク	619-0214	京都府木津川市木津内田山 117	0774-51-6597
	特定非営利活動法人　京都 DARC	612-0029	京都府京都市伏見区深草西浦町 6-1-2　サンリッチ西浦 1F	075-645-7105
大阪府	大阪マック	556-0006	大阪府大阪市浪速区日本橋東 1-3-5	06-6648-1717
	社会福祉法人　釜ヶ崎ストロームの家	557-0004	大阪府大阪市西成区萩之茶屋 2-11-15	06-6647-6576
	大阪 DARC	533-0021	大阪府大阪市東淀川区下新庄 4-21　A-103 号	06-6323-8910
	リカバリハウスいちご	546-0022	大阪府大阪市東住吉区道矢田 3-4-3	06-6769-1517
奈良県	一般社団法人 GARDEN	635-0065	奈良県大和高田市東中 2-10-18	0745-22-0207
兵庫県	リカバリハウスいちご尼崎	660-0877	兵庫県尼崎市宮内町 2-85-1	06-7173-6642
広島県	社会福祉法人光の園　広島マック	732-0817	広島県広島市南区比治山町 1-12	082-262-6689
岡山県	岡山ダルク	701-4244	岡山県瀬戸内市邑久町福中 477	0869-24-7522
島根県	救護施設　新生園	690-1404	島根県松江市八束町波入 43-2	0852-76-3311
高知県	高知ダルク女性ハウス"ちゃめ"	780-0870	高知県高知市本町 5-6-35　つちばしビル 1F	088-856-8106
福岡県	救護施設　仁風園	816-0901	福岡県大野城市乙金東 2-26-1	092-503-2004
	特定非営利活動法人ジャパンマック 北九州マック	803-0814	福岡県北九州市小倉北区大手町 6-27　管工事協同組合ビル 3F	093-967-7691
	ジャパンマック福岡	812-0043	福岡県福岡市博多区堅粕 3-19-19	092-292-0182
佐賀県	佐賀整肢学園・かんざき日の隈寮	842-0107	佐賀県神埼市神埼町鶴 2950-2	0952-52-2229
長崎県	特定非営利活動法人 ちゅーりっぷ会長崎ダルク	852-8105	長崎県長崎市目覚町 14-15　浜ビル 2F	095-848-3422
	グラフ・ながさき	850-0874	長崎県長崎市魚の町 7-24　眼鏡橋ビル 2F	095-800-2923
沖縄県	NPO 法人　琉球 GAIA	902-0078	沖縄県那覇市識名 1102-16	098-831-2174
	沖縄ダルク「クレアドール」	901-2221	沖縄県宜野湾市伊佐 1-7-19	098-893-8406
	一般社団法人沖縄ダルク「サントゥアリオ」	901-2225	沖縄県宜野湾市大謝名 2-2-10　4F	098-943-8774

2 その他の参考資料

資料 3 「アルコール健康障害対策基本法」(職域に関係する部分の抜粋)

■定義
　この法律において「アルコール健康障害」とは，アルコール依存症その他の多量の飲酒，未成年者の飲酒，妊婦の飲酒等の不適切な飲酒の影響による心身の健康障害をいう．

■医師等の責務
　医師その他の医療関係者は，国及び地方公共団体が実施するアルコール健康障害対策に協力し，アルコール健康障害の発生，進行及び再発の防止に寄与するよう努めるとともに，アルコール健康障害に係る良質かつ適切な医療を行うよう努めなければならない．

■健康増進事業実施者の責務
　健康増進事業実施者〔健康増進法（平成十四年法律第百三号）第六条に規定する健康増進事業実施者をいう．〕は，国及び地方公共団体が実施するアルコール健康障害対策に協力するよう努めなければならない．

■教育の振興等
　国及び地方公共団体は，国民がアルコール関連問題に関する関心と理解を深め，アルコール健康障害の予防に必要な注意を払うことができるよう，家庭，学校，職場その他の様々な場におけるアルコール関連問題に関する教育及び学習の振興並びに広報活動等を通じたアルコール関連問題に関する知識の普及のために必要な施策を講ずるものとする．

■健康診断及び保健指導
　国及び地方公共団体は，アルコール健康障害の発生，進行及び再発の防止に資するよう，健康診断及び保健指導において，アルコール健康障害の発見及び飲酒についての指導等が適切に行われるようにするために必要な施策を講ずるものとする．

■アルコール健康障害に係る医療の充実等
　国及び地方公共団体は，アルコール健康障害に係る医療について，アルコール健康障害の進行を防止するための節酒又は断酒の指導並びにアルコール依存症の専門的な治療及びリハビリテーションを受けることについての指導の充実，当該専門的な治療及びリハビリテーションの充実，当該専門的な治療及びリハビリテーションの提供を行う医療機関とその他の医療機関との連携の確保その他の必要な施策を講ずるものとする．

■アルコール健康障害に関連して飲酒運転等をした者に対する指導等
　国及び地方公共団体は，アルコール健康障害に関連して飲酒運転，暴力行為，虐待，自殺未遂等をした者に対し，当該者に係るアルコール関連問題の状況に応じたアルコール健康障害に関する指導，助言，支援等を推進するために必要な施策を講ずるものとする．

資料4 「アルコール健康障害対策推進基本計画」(厚生労働省)（職域に関係する部分を抜粋）

■取り組むべき施策
- アルコール健康障害を予防するための早期介入の手法（危険な飲酒や有害な飲酒への有効性が国際的に示されている介入手法であるブリーフインターベンションの効果検証を含む．）について調査研究を行う．
- 「標準的な健診・保健指導プログラム【改訂版】（平成25年4月）（※）」においては，アルコール使用障害スクリーニングの結果，アルコール依存症が疑われる者には専門医療機関への受診につなげることが推奨されており，その周知を図る．

■職場教育の推進
- 交通労働災害の防止の観点から講習等の機会を活用し，飲酒に伴うリスクのより一層の周知を事業者に促す．
- 自動車運送事業における運転者の飲酒運転の防止のため，講習・セミナー等を通じ，運行管理者・運転者に対してアルコールに関する基礎知識や飲酒運転の禁止等について周知・指導を行う．また，点呼時のアルコール検知器の使用と目視等での酒気帯びの有無の確認について，更なる徹底を図る．

■広報・啓発の推進
①飲酒に伴うリスクに関する知識の普及の推進
- 生活習慣病や睡眠に及ぼす飲酒の影響やその他のアルコール関連問題に関する情報をホームページ等の周知ツールを用いて，職域・地域を含む社会全体に対し周知を図る．

■職域における対応の促進
- 医療機関と産業保健スタッフの連携強化を図る．アルコール健康問題に関する産業保健スタッフへの研修の充実を図る．

■社会復帰の支援
（現状等）アルコール依存症の当事者の就労・復職に際しては，通院や自助グループへの参加等において，職場における周囲の理解と支援が必要とされるが，職場を含む社会全体において，アルコール依存症に関する理解が不足しているため，各種の支援制度の利用につながりにくいことが考えられる．
（目標）アルコール依存症が回復する病気であること等のアルコール依存症者に対する理解を進め，就労や復職における必要な支援を行うとともに，地域における自助グループや回復施設と情報共有や必要な連携を行うことで円滑な社会復帰を促進することを目標として以下の施策を実施する．

■就労及び復職の支援
- アルコール依存症の当事者の回復，社会復帰の支援が円滑に進むよう，アルコール依存症が回復する病気であること等を，社会全体に啓発し，アルコール依存症に対する理解を促す．
- アルコール依存症の当事者の休職からの復職・継続就労について，偏見なく行われるよう他の疾患同様に職場における理解や支援を促す．
- 健康診断及び保健指導

■職域における対応の促進
- アルコール健康問題に関する産業保健スタッフへの研修の充実を図る．

資料 5　AUDIT

■ **AUDIT**（Alcohol Use Disorders Identifications test）は WHO（世界保健機構）が開発したもので，健康に害をもたらすようなお酒の飲み方を早期に発見し，修正するためのスクリーニングテストです．

では，さっそくあなたもやってみましょう！
あなたに当てはまるものを一つ選んで，選択肢の番号に○をつけてください

1. あなたはアルコール含有飲料をどのくらいの頻度で飲みますか？
   - 0. 飲まない
   - 1. 1ヵ月に1度以下
   - 2. 1ヵ月に2～4度
   - 3. 1週に2～3度
   - 4. 1週に4度以上

2. 飲酒する時には通常どのくらいの量を飲みますか？
   - 0. 1～2ドリンク
   - 1. 3～4ドリンク
   - 2. 5～6ドリンク
   - 3. 7～9ドリンク
   - 4. 10ドリンク以上

3. 1度に6ドリンク以上飲酒することがどのくらいの頻度でありますか？
   - 0. ない
   - 1. 1ヵ月に1度未満
   - 2. 1ヵ月に1度
   - 3. 1週に1度
   - 4. 毎日あるいはほとんど毎日

4. 過去1年間に，飲み始めると止められなかったことが，どのくらいの頻度でありましたか？
   - 0. ない
   - 1. 1ヵ月に1度未満
   - 2. 1ヵ月に1度
   - 3. 1週に1度
   - 4. 毎日あるいはほとんど毎日

5. 過去1年間に，普通だと行えることを飲酒をしていたためにできなかったことがどのくらいの頻度でありましたか？
   - 0. ない
   - 1. 1ヵ月に1度未満
   - 2. 1ヵ月に1度
   - 3. 1週に1度
   - 4. 毎日あるいはほとんど毎日

6. 過去1年に，深酒の後体調を整えるために，朝迎え酒をせねばならなかったことが，どのくらいの頻度でありましたか？
   - 0. ない
   - 1. 1ヵ月に1度未満
   - 2. 1ヵ月に1度
   - 3. 1週に1度
   - 4. 毎日あるいはほとんど毎日

7. 過去1年間に，飲酒後罪悪感や自責の念にかられたことが，どのくらいの頻度でありましたか？
   - 0. ない
   - 1. 1ヵ月に1度未満
   - 2. 1ヵ月に1度
   - 3. 1週に1度
   - 4. 毎日あるいはほとんど毎日

8. 過去1年間に，飲酒のため前夜の出来事を思い出せなかったことが，どのくらいの頻度でありましたか？
   - 0. ない
   - 1. 1ヵ月に1度未満
   - 2. 1ヵ月に1度
   - 3. 1週に1度
   - 4. 毎日あるいはほとんど毎日

9. あなたの飲酒のために，あなた自身か他の誰かがけがをしたことがありますか？
   - 0. ない
   - 2. あるが，過去1年にはなし
   - 4. 過去1年間にあり

10. 肉親や親戚，友人，医師，あるいは他の健康管理にたずさわる人が，あなたの飲酒について心配したり，飲酒量を減らすように勧めたりしたことがありますか？
    - 0. ない
    - 2. あるが，過去1年にはなし
    - 4. 過去1年間にあり

AUDIT の採点方法

1～10の各質問について，あなたが○を付けた番号（例：選択肢の「0. ない」に○をつけたとしたら，0点）を合計すると，あなたのAUDIT点数が求められます．

あなたの AUDIT 点数は……　□ 点／40 点

点数が低いほど，より健康に影響の少ない，安全な飲み方と言えます．下記に点数ごとのアドバイスがあります．参考としてお読みください！

AUDIT点数が示す飲酒の影響と望ましい対処

■ **10点未満の方は・・・**
- 今のところあなたのお酒の飲み方にあまり大きな問題はないようです．
- 【適正飲酒のすすめ10ヵ条】を参考にして，さらに楽しく健康的なお酒との付き合いを心がけてください．
- 1日2ドリンク（缶ビール500ml 1本か日本酒1合弱）までの飲酒にとどめましょう．

■ **10～19点の方は・・・**
- 現在のお酒の飲み方を続けると，今後お酒のためにあなたの健康や社会生活に影響が出る恐れがあります．
- これまでのお酒の飲み方を修正された方が良いでしょう．具体的には1日2ドリンク（缶ビール500ml 1本か日本酒1合弱）までの飲酒にとどめましょう．

■ **10～19点の方で現在糖尿病や肝臓病の治療中の方は・・・**
- 現在のお酒の飲み方を続けると，お酒が現在治療中の病気の回復の妨げになるばかりか，病状を悪化させる恐れがあります．
- まずはこれから2週間お酒を飲むのをやめて，お酒が身体に与えた影響を確かめましょう．

■ **20点以上の方は・・・**
- 現在のお酒の飲み方ですと，アルコール依存症（表2-2-5参照）が疑われ飲酒のためにあなたの健康だけでなく，家庭や職場での生活に悪影響が及んでいることが考えられます．
- 今後のお酒の飲み方については，一度専門医にご相談ください．診断によっては，断酒が必要となります．

（以下ドリンクの目安）
「日本酒」　　1合＝2ドリンク
「ビール」　　缶ビール500 mL＝2ドリンク
「ウイスキー」水割りダブル1杯＝2ドリンク
「チューハイ（7％）」350 mL 1缶＝2ドリンク
「焼酎（12.5％）」0.5合＝2ドリンク
「ワイン」　　グラス1杯＝1.5ドリンク

［肥前精神医療センター］

資料 6　AUDIT-C

AUDIT-C（オーディットシー）（AUDIT-C は，AUDIT の最初の 3 項目による診断）

		0点	1点	2点	3点	4点
1	あなたはアルコール含有飲料をどのくらいの頻度で飲みますか？	飲まない	月に1度以下	月に2～4度	週に2～3度	週に4度以上
2	飲酒する時には，通常どのくらいの量を飲みますか？	1～2ドリンク	3～4ドリンク	5～6ドリンク	7～9ドリンク	10ドリンク以上
3	一度に 6 ドリンク以上飲酒することがどのくらいの頻度でありますか？	ない	月に1度未満	月に1度	週に1度	ほぼ毎日

判定結果　男性は 5 点以上を危険な飲酒，女性は 4 点以上を危険な飲酒

AUDIT-C点数が示す望ましい対処

- **AUDIT-Cの得点が，男性で5点未満の方，女性で4点未満の方は・・・**
  - 今のところあなたのお酒の飲み方にあまり大きな問題はないようです．今後もお酒を飲むなら，1日2ドリンクまでにしましょう．

- **AUDIT-Cの得点が，男性で5点以上，女性で4点以上の方は・・・**
  - 危険な飲酒のレベルにある可能性があるので，AUDITの残りの項目「4-10の7項目」を全てチェックして，AUDITの得点を出しましょう．

AUDIT点数が示す飲酒の影響と望ましい対処

- **10点未満の方は・・・**
  - 今のところあなたのお酒の飲み方にあまり大きな問題はないようです．
  - 今後もお酒を飲むなら，1日2ドリンクまでにしましょう．

- **10～19点の方は・・・**
  - 現在のお酒の飲み方を続けると，今後お酒のためにあなたの健康や社会生活に影響が出る恐れがあります．
  - これまでのお酒の飲み方を修正された方が良いでしょう．具体的には1日2ドリンク（缶ビール500ml 1本か日本酒1合弱）までの飲酒にとどめましょう．

- **10～19点の方で現在糖尿病や肝臓病の治療中の方は・・・**
  - 現在のお酒の飲み方を続けると，お酒が現在治療中の病気の回復の妨げになるばかりか，病状を悪化させる恐れがあります．
  - まずはこれから2週間お酒を飲むのをやめて，お酒が身体に与えた影響を確かめましょう．

- **20点以上の方は・・・**
  - 現在のお酒の飲み方ですと，アルコール依存症（p.36 〜参照）が疑われ飲酒のためにあなたの健康だけでなく，家庭や職場での生活に悪影響が及んでいることが考えられます．
  - 今後のお酒の飲み方については，一度専門医にご相談ください．診断によっては，断酒が必要となります．

（以下ドリンクの目安）
「日本酒」　　1 合＝2 ドリンク
「ビール」　　缶ビール 500 mL ＝ 2 ドリンク
「ウイスキー」　水割りダブル 1 杯＝2 ドリンク
「チューハイ（7%）」 350 mL 1 缶＝2 ドリンク
「焼酎（12.5%）」 0.5 合＝2 ドリンク
「ワイン」　　グラス 1 杯＝1.5 ドリンク

［第 2 章 2 の文献 7）〜 9）を踏まえて作成］

索引

あ

アカンプロサート　68
アセチルコリン　99
アタッチメント　24
アディクション　2, 6, 18
　　——の概念　2
　　——の予防　22
アドバイス　72
アルコール　19
　　——医療　66
　　——起因疾患　53
　　——問題　36, 47
アルコール依存症　56
　　——の特徴　42
　　——の歴史　66
アルコール救急多機関連携マニュアル　64
アルコール健康障害対策基本法　41, 152
アルコール健康障害対策推進基本計画　153
アルコール使用障害　36
　　——者の問題行動　40
アルコホリックス・アノニマス　134
アロスタシス　5
安全衛生改善計画　43
意思決定　3
依存症　12
　　——の概念　2
依存症専門医療機関　144
板橋方式　63
一次性うつ病　57
イネイブラー　8
医療機関リスト　146
飲酒運転対策　45
飲酒行動　49
　　——に関する全国調査　51
飲酒日記　74
インターネット依存　8, 124
　　——の疫学　125
　　——の概念　124
　　——の合併精神疾患　125
　　——の鑑別・診断　126
　　——の治療目標　127
うつ病　57
疫学　47
大阪方式　62
屋内の全面禁煙　115
オピオイド拮抗薬　133

か

解雇　12
介入　72
回復　14
回復施設　144
　　——リスト　150
回復者カウンセラー　32
買い物嗜癖　21
カウンセリング　103
家族　8, 23
　　——会　27
　　——環境　23
　　——教育　140
　　——支援　134, 140
　　——の精神健康　27
加熱式たばこ　106, 113
過量服薬　91
簡易介入　44, 134
危険ドラッグ　136
喫煙　98
　　——の疫学　108
喫煙室　116

喫煙対策　115, 121
気分障害　56
ギャンブラーズ・アノニマス　134
ギャンブル　21
ギャンブル依存　129
　──専門外来　132
ギャンブル障害　129
ギャンブル障害診断基準（DSM-5）　130
救急医療機関　64
教育研修　10
禁煙　111
　──化　120
　──サポート　115
　──治療　102, 121
禁煙治療ガイドライン　103
禁煙補助薬　104
禁煙率向上　103
禁断症状　130
久里浜医療センター　126
経済損失　53
競馬　132
ゲーム障害　129
健康経営　13, 121
健康診断　9
健康日本21　47
抗うつ薬　133
抗渇望薬　68
抗酒剤　67
高ストレス者　39
行動嗜癖　130
ゴール・セッティング　72
コミュニティ強化と家族訓練　27
コントロール障害　130

再発予防　30
産業精神保健　30
産業保健　6, 12
三次喫煙　118

シアナミド　68
ジェンダー　18
自己投薬　18
仕事の要求度-コントロールモデル　37, 38
自殺　84, 132
　──の危険因子　90
　──のリスクアセスメント　88
　──のリスクマネジメント　90
　──未遂　85
自殺しない契約　93
自殺対策　45
自殺念慮　85, 88, 92
自助グループ　63, 69, 77, 134, 139
　──の長所　79
　──への紹介　44
ジスルフィラム　68
疾病教育　139
指導者トレーニング　105
社会資源　144
社会的支援　38
社交不安障害　59
就業状況　47
集団節酒指導プログラム　73
　──の効果　76
受動喫煙　110
受動喫煙防止対策　116
職業性ストレス　37
職場　53, 64
　──との連携　64
　──におけるアディクション　7
　──における喫煙対策　116
　──における禁煙推進の枠組み　107
　──の薬物依存症　137
職場復帰支援　10
女性ホルモン　19
身体障害　30
心理学的剖検研究　84
心理社会的治療　67, 133
スクリーニング　43

ストレスチェック制度　9, 36, 39
スマープ　139
スマホ依存　124
スロット　129, 132
精神健康度　28
精神疾患　56
性別　18
摂食障害　21
節ネット　127
セロトニン　99
専門治療への紹介　44
底つき体験　67
組織的公正　37
損失の後追い　130

た

耐性　130
たばこ対策　111
ダルク　141
断酒　58
断酒会　27, 78, 79
地域連携　62
注意欠如多動性障害　60
長期的支援　31
治療　14
　──目標　66
動機づけ面接　67
ドーパミン　98
とらわれ　130
努力-報酬不均衡モデル　37

な

ナルトレキソン　69
ナルメフェン　69
ニコチン依存　122
ニコチン依存症　98
　──の診断　100
　──のスクリーニングテスト　100
　──の治療　102

　──のメカニズム　98
ニコチン依存度テスト　100
ニコチンガム　104
ニコチン受容体　98
ニコチンパッチ　104
ニコチン離脱症状　99
日本未発売　69
入院　93
認知行動療法　67
認定産業医研修　46
脳神経系　19
脳内報酬回路　98
ノルエピネフリン　99

は

パーソナリティ障害　59
ハームリダクション　66
バソプレッシン　99
パチンコ　129, 132
パニック障害　59
バレニクリン　104
不安障害　58
フィードバック　71
物質乱用　91
不適切な飲酒　42
プライバシー　16
ブリーフインターベンション　71, 76
ブリーフセラピー　71
β-エンドルフィン　99
ヘルパー・セラピー原則　81
報酬記憶　3
報酬探索　3
保険適用　102

ま

三重モデル　63
メンタルヘルス不調　7
問題飲酒　50

索引

や

薬物依存　136
薬物依存症　140
　──の治療　138
薬物渇望期　139
薬物使用　19
薬物治療　104
薬物問題　136
薬物療法　67, 133, 139

ら

レグテクト　68
連携　62
労災　36
　──認定　37
労働形態　11

わ

ワーカホリック　8
ワークブック　74

欧

ＡＡ　78, 79, 134
absenteeism　36, 53
AC　24
ACOA　23
ADHD　60
Adult Children　24
Adult Children of Alcoholics　23
Alcohol Use Disorders Identification Test　47, 72
AUDIT　47, 72, 154
AUDIT-C　155
behavioral addiction　130
Brief Intervention　44
Cognitive Behavioral Therapy　67
Community Reinforcement and Family Training　27
CRAFT　27
DSM-5　41, 66
Fagerstrom Test for Nicotine Dependence　100
FTND　100
GA　79, 134
gambling disorder　129
gaming disorder　129
HAPPY　72, 73
harm reduction　66
ICD-10　37, 44, 49, 129
ICD-11　129
IR推進法　129
IR整備法　129
K10　53
K6　53
MET　67
Motivational Enhancement Therapy　67
NA　139, 141
No Suicide Contract　93
PD　59, 60
presenteeism　36, 53
Recovery Community　77
Referral to Self-help groups　44
Referral to Treatment　44
SBIRT（S）　43, 63
Screening　43
self-medication　18
SHG　77
SMARPP　139
SOGS　131
South Oaks Gambling Screen　131
Suicide Prevention Contract　93
The National Epidemiologic Survey on Alcohol and Related Condition　132
third-hand smoke　119
WHO　115

「はたらく」を支える！
職場×依存症・アディクション

2019年1月20日　1版1刷　　　　　Ⓒ2019

編　者
　樋口　進　廣　尚典
　ひぐち　すすむ　ひろ　ひさのり

発行者
　株式会社 南山堂　代表者 鈴木幹太
　〒113-0034 東京都文京区湯島 4-1-11
　TEL 代表 03-5689-7850　　www.nanzando.com

ISBN 978-4-525-18191-8　　　定価（本体 2,200 円＋税）

JCOPY　〈(社)出版者著作権管理機構　委託出版物〉
複製を行う場合はそのつど事前に(社)出版者著作権管理機構（電話 03-5244-5088，
FAX 03-5244-5089, e-mail: info@jcopy.or.jp）の許諾を得るようお願いいたします．

本書の内容を無断で複製することは，著作権法上での例外を除き禁じられています．
また，代行業者等の第三者に依頼してスキャニング，デジタルデータ化を行うことは
認められておりません．